# 「植物の香り」のサイエンス

## なぜ心と体が整うのか

塩田清二 Shioda Seiji
竹ノ谷文子 Takenoya Fumiko



NHK出版新書
716

# はじめに

私たちの日々の生活は、さまざまな香りによって彩られています。料理のおいしそうな香り、焼けたパンの香ばしい香り、コーヒーの落ち着く香り、気持ちがリフレッシュするフルーツの香り、うっとりした気持ちになる花の香り、石鹸《せっけん》の爽やかな香り……などなど、例を挙げるときりがありません。

多くの香りがある中で、私たちと深いつながりがあるのが、植物の香りです。

古代の人々は香りを放つ植物を見つけては、宗教儀式に用いていました。たとえば、紀元前3000年頃のエジプトでは、ミイラを作るときに乳香《にゅうこう》や没薬《もつやく》と呼ばれる植物から取れる香料が使われていました。仏教では、香りのする木から作られたお香が焚《た》かれます。

また、植物の香りは、現代の香水のように、自分の魅力を高めることにも利用されていました。クレオパトラはバラの香りを愛していて、バラの花びらを大量に浮かべた風呂に入り、バラを敷き詰めたベッドで寝ていたと言われています。

時代が進むと、植物から香りの成分だけを取り出すことができるようになり、植物そのものがなくても香りを楽しめるようになりました。植物から抽出した香り成分を「精油」と言いますが、精油は香水として使われるだけでなく、薬代わりにも利用されてきました。傷や火傷《やけど》の治療、感染症の予防、痛みをやわらげる、胃腸を整えるなどの効果を期待して、香りを嗅《か》ぐだけでなく、皮膚に塗ったり、お茶に入れて飲んだりすることもされてきました。その中でも経験的に効果があるものは、現代でも民間療法として受け継がれています。

フランスやベルギーでは、植物の香りを利用したセラピーが医療行為として認められており、医師が精油を薬として処方することができます。

植物の香りについての研究は、こういった長年の知見がありながらも、病気や栄養の研究に比べて長らく後れを取っていました。しかし、心や体を自身で整えていくセルフケアの必要性が高まっていることから、香りの効果が注目されるようになってきたのです。また、西洋医学を補完する代替医療や伝統医学なども融合して、ヒト中心の医療を行う「統合医療」という考え方も取り入れられるようになってきました。

こういった背景から、植物の香りの持つ医薬品にはない特長が注目されはじめ、研究が進んできています。これまで経験的に言われていたことを、科学的な手続きを踏んで検証していくことで、植物のどの香りが、人間の心や体にどのような影響を及ぼすのかが次第に分かってきました。

本書の著者の一人である塩田は、2012年にNHK出版新書から、『〈香り〉はなぜ脳に効くのか――アロマセラピーと先端医療』という本を上梓《じょうし》し、香りが脳に作用する医学的メカニズムを紹介しました。ありがたいことにこの本は今でも多くの方に読まれ続けています。

今回の本は、約10年の間にさらに進んだ香りの研究を紹介するとともに、香りが人の体や脳に作用するメカニズムについても、分かりやすく解説していきます。自分のケアのために使うにしても、セラピストとして誰かをケアする場合にしても、香りの効果をうまく活用するためには、人の体の仕組みをよく知る必要があるからです。

本書は共著ですが、塩田が解剖生理学、竹ノ谷が運動科学、セルフケアなどの分野という形で役割分担をしながら、香りの力について分かりやすく解説していきます。

さらに、香りの説明だけでなく、どのような植物から抽出されたのかも、できるだけ紹介していきたいと思っています。日本に自生していない植物も多く、初めて名前を聞くものも多いと思いますが、いつか海外に旅行して、知っている香りがふと漂《ただよ》ってきた……なんてことがあると面白いと思いませんか？　見回すと精油として持っていた植物がそこに植えられていた――。そんな出会いがあると旅行がいっそう楽しくなるかもしれません。

植物のこと、香りのこと、人の体や脳のこと。それぞれを知れば知るほど、植物の香りを自分らしく活用できるようになるはずです。古代から人類の身近にあった植物の香りについて、科学が明らかにしてきたことを一緒に見ていきましょう。

「植物の香り」のサイエンス――なぜ心と体が整うのか　目次

編集協力　寒竹泉美
校閲　福田光一
イラスト　浦上和久
図版作成　手塚貴子
本文組版　佐藤裕久

# 序章　植物の香りでなぜ心身が整うのか

## そもそも香りとは何か

好きな香りを嗅げば気分が良くなるし、おいしそうな香りを嗅げばお腹が空きます。香りは私たちの気持ちに影響を与えますが、いったいそれはなぜなのか。改めて考えてみると、ちょっと不思議な感じがしませんか？

香りは目に見えませんし、聞こえません。

香りは鼻で嗅ぎます。鼻を塞《ふさ》ぐと匂わなくなります。香りを発するものに鼻を近づけると強く匂います。しかし、遠くにあっても香りによっては匂います。

強い香りのついたものを手でごしごし触ると、手に香りが移ります。これは光や音にはない性質です。光や音にいくら手をかざしても、手につけて別の場所に持っていくことはできません。

香りとはいったい何でしょうか。

その答えは、小さな粒子です。どのくらい小さいかというと、ウイルスよりも小さく、数十ナノメートル（100万分の1ミリメートル）くらいです。

私たちが香りを感じるとき、その粒子は気体になって空気中を漂っています。ただ漂っているだけでは香りを感じることはできませんが、その粒子が鼻の中に入って、鼻の中の

「嗅覚受容体」と呼ばれる場所にくっつくと、脳に信号が送られます。そうして初めて私たちは、香りを感じることができるのです。ですから、鼻を塞いだり、鼻水で鼻が詰まっていたりすると、香りの粒子が受容体にくっつくことができずに、香りを感じなくなります。

香りの粒子はいつでも空気中を漂っているわけではありません。もともとは固体や液体の状態で存在していて、そこから一部が気体になって出ていきます。たとえば花の香りの場合は、花びらや葉や茎《くき》の中に、香りの粒子が混じっていて、そこから一部が気体になります。気体になった香りの粒子は、空気中に拡散されて薄まっていきます。ですから、花に近づけば強く香りますし、遠くであれば香りの粒子がたどり着く量が少なくなるので、香りも薄まります。

水は100度まで温度を上げると沸騰《ふっとう》して水蒸気になりますが、香りの粒子は普通の気温でも気体になります。このように常温でも気体になりやすい性質を「揮発性《きはっせい》」といいます。お酒や消毒に使うエタノールも揮発性です。お酒の瓶《びん》の蓋を開けっ放しにしていると、徐々にアルコールが抜けていきますよね。手をエタノールで消毒した後にハンカチで拭かなくても乾くのも、エタノールが気体になっていくからです。

香りは小さな粒子だと書きましたが、もう少し科学的な言い方をすると「分子」です。水分子や酸素分子、二酸化炭素分子など、物質の性質を示す最小単位のことです。中学生のときに化学で習ったと思いますが、忘れてしまった人もいるかもしれません。とはいえ、物質はたくさんの分子が集まってできていることだけ知っていれば十分です。

香りの分子にはさまざまな種類があって、その種類ごとに香りが異なります。そして、鼻の中にある匂いを認識する受容体にもたくさんの種類があります。受容体はそれぞれ自分が結合できる分子が決まっています。鍵と鍵穴のような関係で、うまくはまったときだけしか匂いを感じることができません。

いかがでしょうか。香りとは何か、イメージすることができたでしょうか。良い香りに限らず、世の中の匂いすべてに、この説明が当てはまります。良い香りの分子が鼻の中に入って受容体にくっつく様子は楽しく想像できても、嫌なものの臭いの分子が鼻の中に入ってくるのは、あまり嬉しいものではありません。

しかし、嗅覚は動物が自分の身を守るために発達させた能力です。嫌な臭いは危険を知らせるシグナルです。不快な臭いがすれば、食べるのをやめたり、近づくのを止めて警戒したりできます。現代人は動物に比べて嗅覚が衰えていますが、それでも腐りかけの食べ物を見分けたり、ガス漏れや物が燃えている臭いに気づいたりすることができます。

嫌な臭いを嗅ぎたくないときは、鼻の入口を塞いで、物理的に匂いの分子をブロックすると良いでしょう。

## 鼻にくっついたあと、香り分子はどうなるのか

鼻に入って嗅覚受容体に結合した香り分子は、体内に入るわけではありません。香り分子は、脳に続く信号のスイッチを入れるだけです。ドミノ倒しの最初の1枚をツンと押すのが香り分子です。

そのあとのドミノがどうなっているのかを見る前に、脳の仕組みを説明させてください。

私たちの体は、たくさんの細胞からできています。細胞はたいてい楕円《だえん》形をしていますが、それぞれの役割に合わせて特殊な形態を持っているものもあります。神経細胞（ニューロン）は、情報伝達に特化した細胞で、楕円形のボディに長いアンテナを伸ばしたような形をしています。楕円形（三角形のものもあります）のボディを「細胞体」といって、ここにはDNAをしまった核や、必要なタンパク質を作り出す装置など、重要なものが収まっ

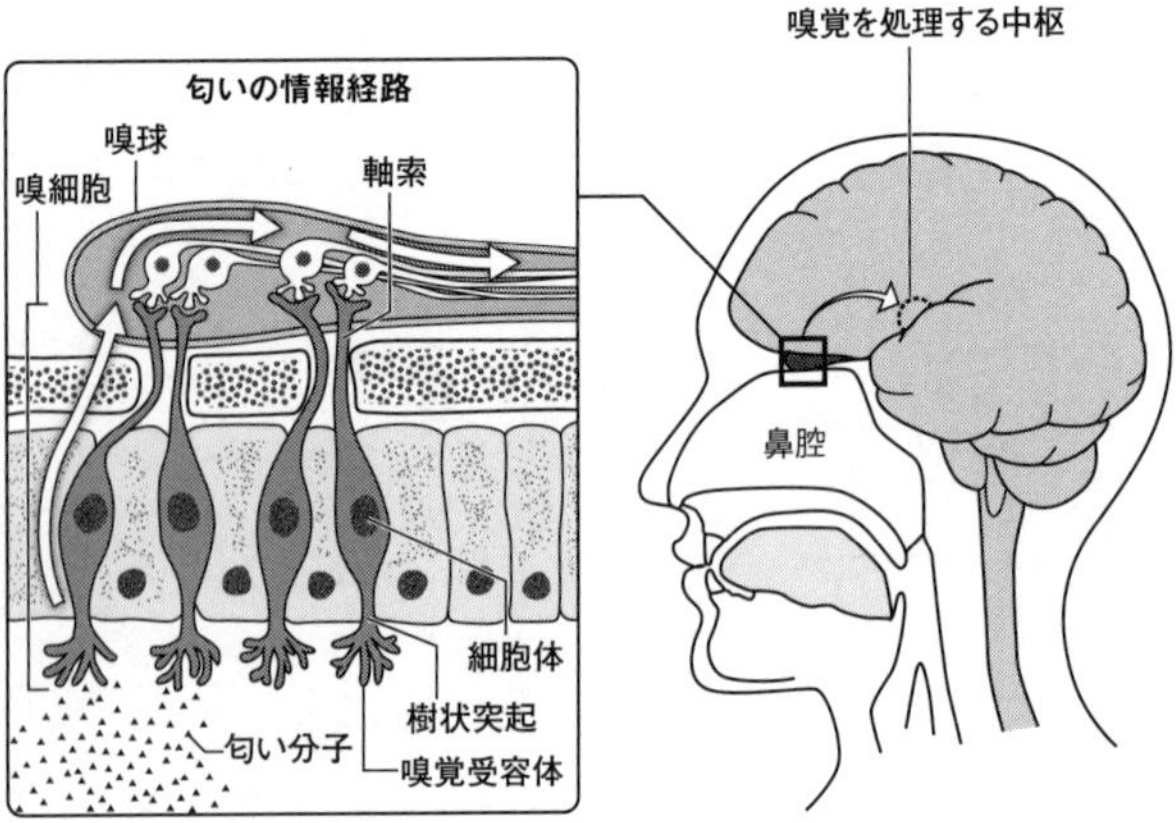


図序–1　香りを取りこむ嗅細胞の模式図

ています。そこから伸びたアンテナには大きく分けて2種類あって、ほかの神経細胞から情報を受け取って細胞体に情報を送り届けるアンテナ「樹状《じゅじょう》突起」と、細胞体から出た情報をほかの神経細胞に送り出すアンテナ「軸索《じくさく》」があります。

脳の中にはこのような神経細胞が1000億個あるといわれています。それらが、樹状突起→細胞体→軸索→樹状突起→細胞体→軸索と、次々と情報をリレーしていくことで、脳はさまざまに働くことができるのです。

香りの分子がくっつく嗅覚受容体は、「嗅《きゅう》細胞《さいぼう》」と呼ばれる神経細胞の膜に存在しています。嗅細胞は鼻の天井にずらりと並んでいて、情報を受け取るアンテナである樹状突起を鼻の穴の中に出し、情報を送り出すアンテナである軸索を脳に向かって延ばしています。嗅細胞の樹状突起にある嗅覚受容体に香り分子が結合すると、その情報を電気信号に変えて、脳の中の神経細胞に伝えます。

そうして脳の中で情報のリレーが始まるのです。

薬や食べ物の場合は、口から取り込んで、消化器によって細かく分解され、分子レベルにばらばらになって腸から体内に取り込まれ、血液中をめぐります。この分子が脳に作用するためには、血液に乗って脳までたどり着く必要があります。しかし、脳の中にはりめぐらされた血管は、脳を守るために余計なものを通さないバリア機能（これを「血液脳関門」といいます）を持っているので、全ての分子が脳に作用できるわけではありません。

一方、香り分子は鼻の嗅覚受容体に結合することで、素早く脳に作用します。脳に作用するまでの時間の短さも香りの大きな特長です。薬だと数時間待たないと効かない場合がありますが、今すぐリラックスしたいとか、覚醒したいといった場面では、香りの長所が発揮されやすいでしょう。

## 脳に入ってきた情報が、どのようにして心身に影響するのか

香り分子が脳に情報を届けるところまで一緒に見てきましたが、あと少しです。次は、脳に入った情報が一体何をするのかも見ていきましょう。

基本的には、脳に入ってきた情報は脳の中で処理されて、どう行動するべきかの判断材料にされたり、記憶と照らし合わせて何かを思い出すきっかけになったり、将来のために記憶として保管されたりなど、生物としてうまく生きていくために使われます。これは、香りの情報だけでなく、音や映像や皮膚の感覚情報なども同じです。

しかし、植物の香りの中にはそういった情報としての側面だけでなく、脳の特定の部分を活性化して、体に影響を及ぼすものもあります。

どのような香り分子がいかなる作用を持つのかは、第一章から順次紹介していきますが、そこで最もよく登場する自律神経系への作用について、自律神経系の役割とともにここで簡単に説明しておきたいと思います。

神経は、体の各部位が連携を取り合って動くための連絡網のようなものです。連絡網の中心になっているのが「中枢神経系」です。中枢というのは物事の中心になる部分のことですが、その名の通り、体の各部位の情報を集めて、その情報を処理して、新たな指令を

体の各部位に向かって送り出す重要な役割を担っています。中枢神経系に相当する部位は、脳と脊髄《せきずい》です。脳は頭蓋骨《ずがいこつ》で守られていて、脊髄は背骨で守られています。脳と脊髄はつながっていて、脊髄は脳から尻尾が伸びたような、もやし状の形をしています。

その中枢神経系に外部の情報を集めてくるのが「末梢《まっしょう》神経系」です。末梢神経系は、脳と脊髄以外の全ての部分です。皮膚の感覚や目から見たもの、耳で聞こえたもの、鼻で嗅いだ匂いの情報を脳に伝えるのも末梢神経で、「感覚神経」と呼ばれます（嗅神経は末梢神経系の感覚神経です）。体を動かしたり、体の位置情報を伝えたりするのも末梢神経系の「運動神経」です。

感覚神経や運動神経は、その情報を意識したり、意図的にコントロールしたりできますが、中には自分の意志ではコントロールできない末梢神経系もあります。それが「自律神経系」です。自律神経は、主に内臓を支配していて、呼吸や血液の循環や消化などの調節を担当しています。自律というのは、自分のことは自分でやるという意味です。つまり、自律神経は、私たちが意識しなくても、勝手に適切な状態に体を調節してくれているのです。自律神経が調節しているのは生きるために必要な体内の機能なので、調節を忘れては困ります。たとえば、ゲームに夢中になって呼吸を忘れていたなんてことがあると大変です。また、常に細かい調節が必要なため、その調節に意識のリソースを持っていかれると、まともな生活が送れなくなってしまいます。だから自律して体の機能を一定に保ってくれているのです。動物の体はとても上手くできていますね。

この自律神経系をコントロールしているのは、脳です。脳の持ち主が意識していなくても、脳はせっせと働いています。しかしその脳が、寝不足や大きなストレス、病気やケガなどで上手く働かなくなると、自律神経のコントロールもおかしくなることがあります。これが長期間続いて日常生活に支障が出るのが「自律神経失調症」です。

自律神経はさまざまな内臓や体の部位を支配しているので、その調子がおかしくなると、体のあちこちに不調が出ます。めまい、不眠、食欲不振、胃痛、息切れ、動悸《どうき》、疲労感、肩こり、下痢、便秘、ほてり、耳鳴り、喉《のど》の不快感、しびれなど、人によって症状はいろいろです。

植物の香りの中には、この自律神経系を調節している脳部位「視床下部《ししょうかぶ》」に作用するものが多くあります。自律神経系は、アクセルの役割を持つ「交感神経系」と、ブレーキの役割を持つ「副交感神経系」の2種類に分けられ、どちらかが優位になると、どちらかが抑えられるといった具合に、交互に働いています。植物の香りの中には、交感神経系を活性化させるものと、副交感神経系を活性化させるものがあります。

交感神経系が活性化すれば覚醒し、副交感神経系が活性化すればリラックスします。単に好きな香りだから元気になったり落ち着いたりするだけでなく、特定の香り分子が脳の視床下部を活性化させて、自律神経系に働きかけることで香りの作用が現れることが、研究によって確かめられてきています。

ここまでで準備運動は終わりです。ここからは、植物の香りが私たちの心や体に及ぼす力について、具体的に見ていきましょう。

# 第一章　ストレスや疲労に効く香り

## ラベンダーの香りがストレスを減らす

私たちは多かれ少なかれ、毎日のようにストレスにさらされて生きています。ストレスとは、外部からの刺激によって体の内部に生じる生体反応のことです。刺激というと、チクチクしたり、まぶしかったりといった不快なものを思い浮かべるかもしれませんが、ここでは外部環境が私たちに働きかけるすべてのものを指しています。

私たちはめまぐるしく変化する環境の中で生きています。環境には、寒かったり暑かったり、太陽の光を浴びたり、音を聞いたり、何かが体に触れたり、恐ろしいものに出会ったり、好きなものを見つけたりと、さまざまな刺激が存在します。私たちは進化の過程でそれらに対して適切に応答できるようになってきました。ストレスがあっても、それをうまく制御している状態を「適応」と言います。自分は毎日楽しく暮らしていて何の問題もないから、ストレスなんて全くないよという人は、ストレスがないのではなく、ストレスに適応できているのです。

日常会話で「ストレスが溜まった」とか「ストレスを解消したい」と言うときのストレスは、「ストレスに適応できていない状態」を意味しています。ストレスの元になる刺激が大きすぎて対処できない場合、ストレスの不適応が起きて、心身に悪い影響を及ぼします。この状態を放置しておくと、生活に支障をきたしたり、時には重篤な病気につながったりしてしまうことがあります。

ストレス自体は悪いものではありませんが、不適応を引き起こすほどの大きなストレスに対しては、私たちは心身の健康のために何らかの対策をとる必要があります。

最も効果的な対策は、ストレスの元となっている対象（ストレッサー）から離れることです。しかし、そもそもそれができないから苦しんでいるという場合が多いでしょう。とはいえ、嫌な人間関係があっても逃れることができなかったり、身内が亡くなるなどのつらい出来事に遭遇したりした場合に、そのことに思いをめぐらせることから一瞬離れる、つまり気分転換をすることで、ストレスを軽減することはできます。自然の景色を見たり、好きな音楽を聴いたりすれば、そのひとときはストレス反応が抑えられます。香りも気分を変えるのに役立ちます。

仕事の休憩のお供にコーヒーが選ばれるのは、味やカフェインの効果だけでなく、香りによって気分転換ができることも理由だと考えられます。

しかし、香りの効果は気分を変えるだけではありません。実際に心身に影響を及ぼすことで、ストレスを軽減させることができるのです。

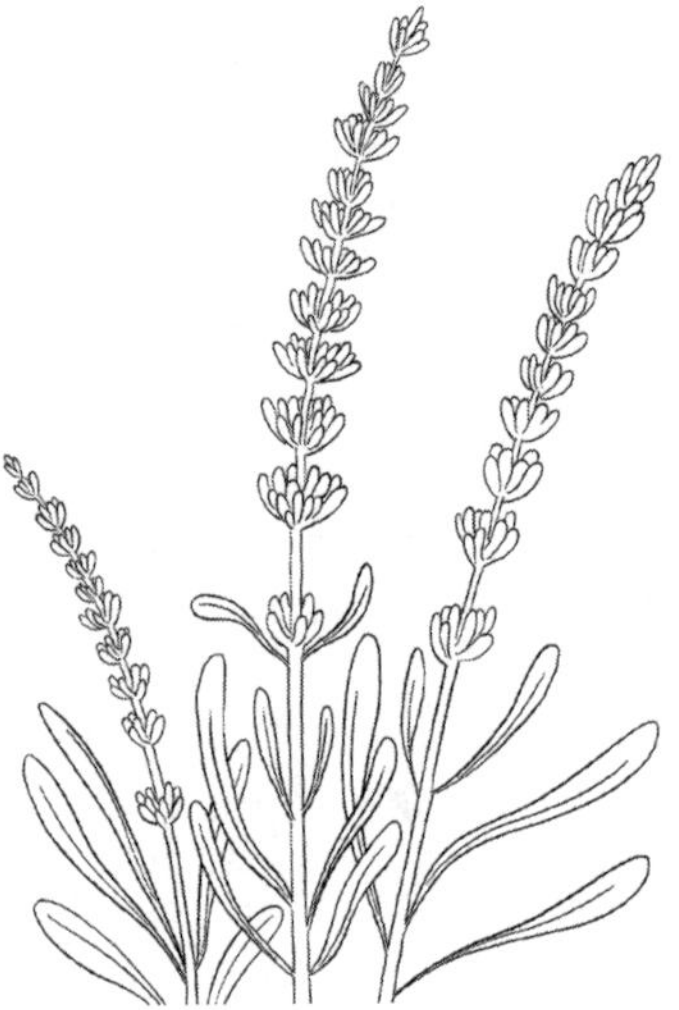

図1–1　ラベンダー／シソ科の小低木。地中海沿岸の原産。ラベンダー油は花から抽出される

植物の香りがストレスに対してどのような影響を及ぼしているかを調べた私たちの研究を紹介します。

ラベンダーの香りについての研究です。

美しい紫色の花が特徴のラベンダーを見たことがある人は多いでしょう。地面から垂直に伸びた細長い茎の先に小さな花をたくさんつけ、花にしては甘すぎない澄みわたったすっきりとした良い香りを放つ植物です。

ラベンダーは古代から伝統的なハーブとして料理や医療に使われてきました。ラベンダーの香りの心身に対する効果は広く認められており、植物の香り成分を取り出した「精油」を用いて健康に役立てるアロマセラピーでは、ラベンダーの精油が最も多く使われています。また、ラベンダーの精油の人体への効果を研究した論文も多数発表されています。

抗炎症作用、抗不安作用、抗うつ作用、殺菌作用、鎮静《ちんせい》作用など、その効果も多様です。ストレスを軽減する「抗ストレス作用」も、よく知られたラベンダーの精油の効果のひとつです。

私たちは、ラベンダーの香りがマウスのストレスを軽減させるかどうかを調べました。実験では、水深2センチの水で満たしたケージの中にマウスを置きます。マウスは頭からお尻までが7センチほどの小さなネズミですが、2センチの水位では溺《おぼ》れて命の危険にさらされるようなことはありません。その代わり、じめじめしていつも体のどこかが濡れた状態になるので、濡れるのが嫌いなマウスにとってはストレスのかかった状況となります。この状態でケージにラベンダーの香りを満たした場合と、そうでない場合とで、マウスのストレス状態に差があるかどうかを比べました。[★1]

## ストレスをどうやって測定するか

さて、マウスのストレス具合をどうやって調べるのかと疑問に思った人もいるかもしれません。マウスに「大丈夫ですか?」と聞くわけにはいきませんよね。マウスの場合もヒトの場合も、ストレスを調べる実験では、血液や唾液《だえき》中のストレスホルモンの濃度を調べる実験が行われます。

この章の始めに、適応できないほどのストレスがかかり続けると人は病気になるという話をしました。なぜ病気になるのか、体の仕組みをもう少しだけ詳しく説明させてください。

ストレスがかかると、体にはストレスに対応するための反応が起こります。ストレスに対応するというのは、単にストレスを受け流すというだけではありません。ストレス反応は体に危険を知らせる重要な信号です。迫りくる危険から逃げたり戦ったりできるように、体を目覚めさせなければなりません。

ストレスを感知したヒトの脳は、「副腎《ふくじん》」と呼ばれるお腹の下あたりにある小さな臓器に命令を出します。命令を出すのは、脳の奥の視床下部という部位につながっている下垂《かすい》体《たい》という小さな器官です。下垂体から命令を受けた副腎は「コルチゾール」というホルモンを血液中に分泌します。ホルモンは瓶詰めされて流された指令のようなものです。血液に乗ってあちこちに拡散され、たどり着いた場所、つまり体の隅々に指令を伝えます。コルチゾールを受け取った体は、脈拍や血圧を上昇させ、グリコーゲンや脂肪を分解してエネルギーを供給し、いつでも動けるように危機に備えます。これは一時的な反応としては

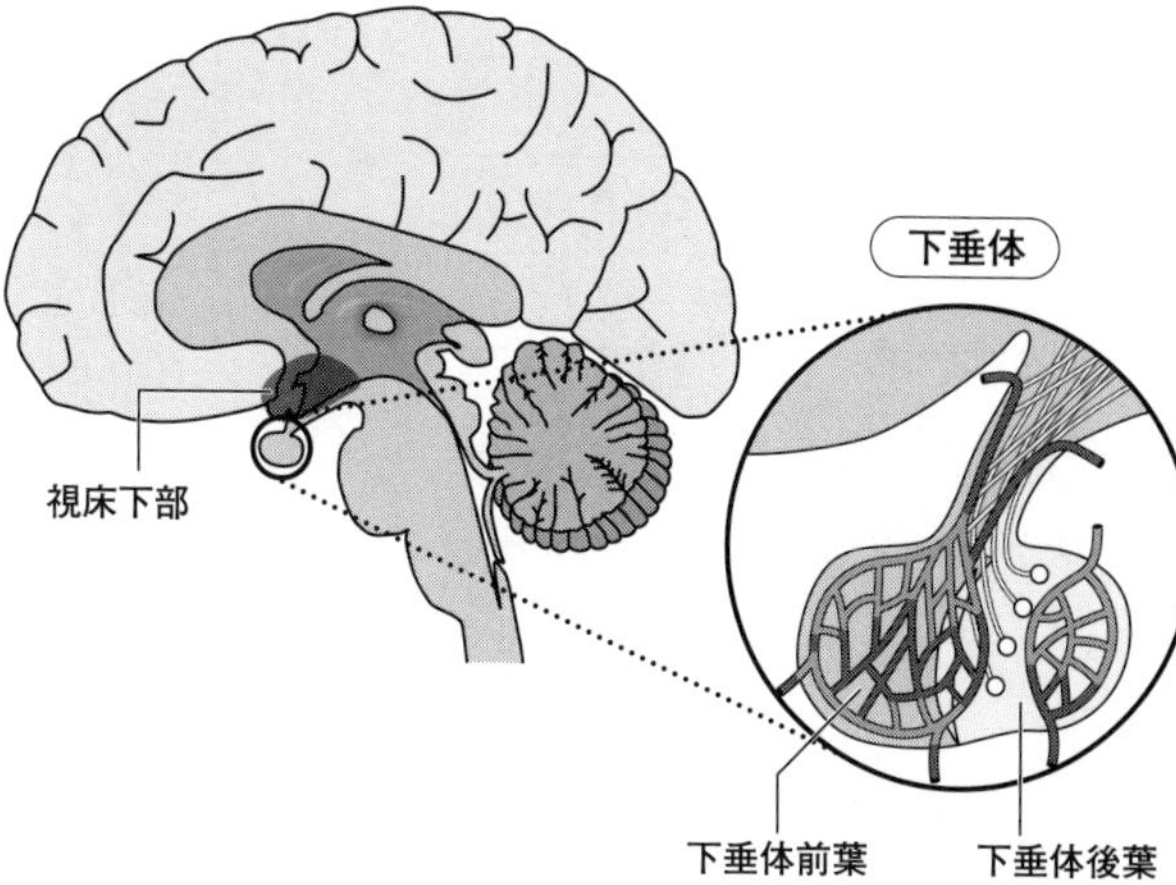

図1–2　視床下部の下にある下垂体の拡大図

重要なのですが、血圧と血糖値が高くなる反応なので、長期間続くとさまざまな疾患へのリスクが高まります。また、コルチゾールには免疫機能の働きを抑制する作用があるので、これも長期間続くと感染症にかかりやすくなってしまいます。

マウスの体でも同様の仕組みが働いています。マウスの場合は、ストレスを受けるとコルチゾールではなく「コルチコステロイド」というホルモンが血液中に分泌されます。つまり、マウスにどんな気分なのかを聞かなくても、血中のコルチコステロイドの濃度を測ればストレスのかかり具合が分かるのです。コルチコステロイドの量が上昇していればストレスにさらされている状態で、減少してい

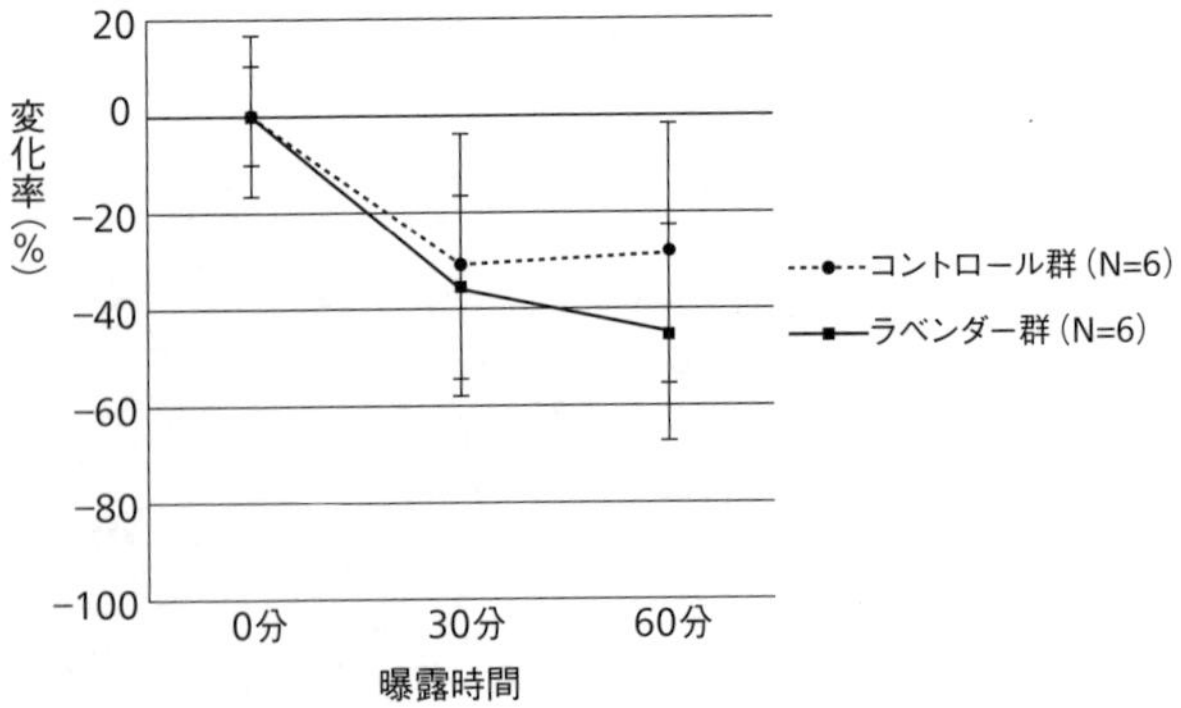


図1–3　マウスの精油曝露《ばくろ》による血中コルチコステロイド値の変化

ればストレスが減少していることを意味します。

さて、実験の説明に戻ります。水濡れストレスがかかったマウスにラベンダーの香りを与える前と後でのコルチコステロイドの変化率を比較したところ、ラベンダー群では、ラベンダーの香りを与えないコントロール群よりも、コルチコステロイド値が減少傾向を示しました（図1-3）。つまり、ラベンダーの香りによってマウスのストレスが緩和されたと考えられます。このようなストレスを防ぐ作用を「抗ストレス作用」と呼びます。

ここまで、マウスの結果を紹介しましたが、ヒトに対してはどうでしょうか。

## スピーチや暗算課題のストレスをやわらげる香り

２０１７年に発表された横浜薬科大学の研究者ら

による実験[★2]では、27名の実験参加者を2つのグループに分け、片方のグループはラベンダーの香りを満たした室内で、もう片方は特に香りを操作していない室内で、スピーチや暗算の課題を行ってもらい、その後のストレス状態を調べています。

プレッシャーをかけてストレスがかかる状態をわざと作っていますので、課題の終了後、唾液中のコルチゾール濃度を測定したところ、通常の室内にいた人たちは濃度が上昇しました。しかし、ラベンダーの香りを満たした室内にいた人たちは、上昇が見られず、ストレスが抑えられたことが分かりました。

これは日常生活にも取り入れたい研究結果ですね。

ところで、ラベンダーの香りの、どのような成分が抗ストレス作用を発揮しているのでしょうか。

というのも、天然の植物の香りは複数の成分から成り立っているからです。ラベンダーの精油の成分を分析した結果を図1-4に示しています。

これを見ると、ラベンダー精油は47・1%の「リナロール」と40・6%の「酢酸《さくさん》リナリル」という成分で構成されています。このどちらに抗ストレス効果があるのかを調べるために、純粋な成分の香りを先ほどの水に濡れたマウスに与えて同様の実験を行ったところ、酢酸リナリルは血中コルチコステロイド量を減少させましたが、リナロールにはその作用がありませんでした。この研究によって、ラベンダー精油の抗ストレス作用は主に酢酸リナリルによるものであることが明らかになりました。

私たちはヒトに対しても同じ効果があるかどうかを調べました。27人の参加者を3グル

| RT (min) | % | 推定化合物 |
|---|---|---|
| 5.1 | 0.4 | α-ピネン |
| 5.8 | 0.1 | カンフェン |
| 7.2 | 0.4 | β-ピネン |
| 7.9 | 0.7 | 3-オクタノン |
| 11.2 | 1.5 | ユーカリプトール |
| 17.4 | 47.1 | リナロール |
| 20.1 | 1.9 | カンファー |
| 21.8 | 0.8 | ボルネオール |
| 22.3 | 0.7 | テルピネン4オール |
| 23.3 | 0.5 | α-テルピネオール |
| 23.4 | 0.3 | 酢酸ヘキシル |
| 24.3 | 0.8 | カプリル酸 |
| 26.0 | 40.6 | 酢酸リナリル |
| 27.4 | 0.5 | ラバンジュロール |
| 29.9 | 0.2 | 酢酸ネリル |
| 30.6 | 0.4 | 酢酸ゲラニル |
| 31.6 | 2.1 | カリオフィレン |
| 32.7 | 0.2 | β-フェルネセン |

図1-4　研究で使用したラベンダー精油の成分分析結果

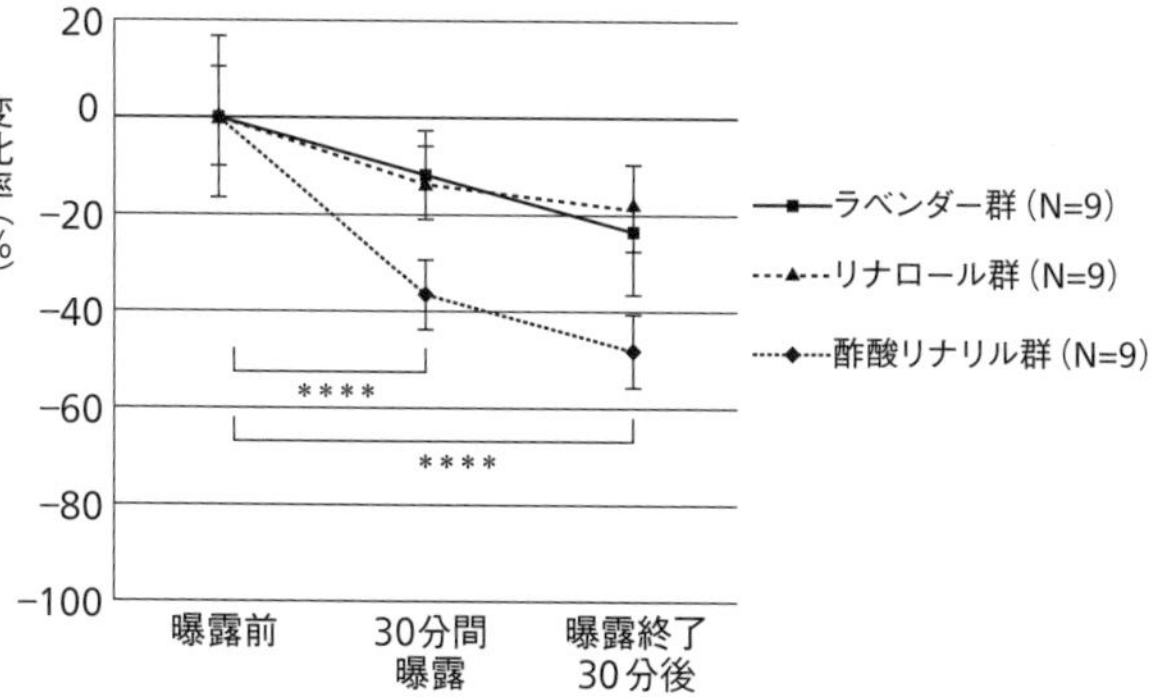


図1–5　ラベンダー精油とその主成分曝露によるコルチゾール量の変化

ープに分け、ラベンダー、リナロール、酢酸リナリルの香りを、それぞれアロマディフューザーを使って嗅いでもらい、嗅ぐ前と後の唾液中のコルチゾールの量を測定しました。その結果、酢酸リナリルは唾液中のコルチゾール量を大きく減らし、香りの噴《ふん》霧《む》を止めたあと30分後もさらに減らしていることが分かりました（図1-5）。

　このような実験は、香りの効果をより詳しく研究するためにも、有効に活用していくためにも重要です。

　酢酸リナリルは、ラベンダー以外に、ベルガモット、クラリセージといった植物の香りにも含まれています。香りによってストレスを減らしたいけれど、ラベンダーの香りが苦手だという人は、酢酸リナリルが多く含まれたほかの香りを選ぶと良いかもしれません。逆に、ラベンダーと同じ香りの人工香料でも、酢酸リナリルが含まれていなければ、このような抗ストレス作用は期待できないことが考えられます。

## パソコン作業の疲労を香りで軽減させる

忙しい現代社会において、ストレスと同じくらい問題になっているのが疲労ではないでしょうか。長時間歩いていると、疲れて足が動かなくなります。気力がなくなり、今すぐ寝ころがって休みたいと強く感じます。疲労するのは身体だけではありません。脳も疲労します。集中力を要する作業を長時間していると脳が疲れて、ミスが多くなります。判断力も低下し、作業効率が落ちているのに、いったん中断して休んだほうがいいという判断ができないために、だらだらと続けてしまって悪循環に陥ってしまった経験がある人も多いのではないでしょうか。

パソコン作業の疲労を、香りで軽減させることができたという研究があります。

京都府立医科大学など複数の大学の共同研究で、8人の男子大学生・大学院生を対象に行われ、2013年に発表されました。[★3]

実験に参加した8人は、①香りなし、②グループフルーツ精油の香り、③ペパーミント精油の香り、④真正ラベンダー精油の香り、⑤オレンジ、マジョラム、ゼラニウム、イランイランの精油を25％ずつブレンドした香り、⑥ベルガモット、オレンジ、カモミール・ローマン、真正ラベンダー、シダーウッド・アトラス、ローズウッドの精油を16・5％ずつブレンドした香りのどれかを満たした部屋で、パソコンの作業を2時間行いました。これを香りを変えて12日間行い、毎回の試行ごとに、心拍数、免疫細胞の活性、呼吸状態を測定し、気分や疲労度や不安を調査する質問紙にも回答してもらいました。

その結果、同じようにストレスがかかっていたにもかかわらず、香りありの条件ではパソコン作業後の疲労度得点が、香りなしの条件より低くなっていることが示されました。その中でも特にペパーミントの香りが疲労軽減に対して強い効果を示しました。ほかにもペパーミントの香りは、活力を上げ、疲労や混乱などの否定的感情を低下させていました。

ペパーミントはよくガムなどに入っていますので、名前を聞いただけでどんな香りかが思い浮かぶと思います。ペパーミントの葉自体も、デザートに添えられたり、カクテルに使われたりしています。歯磨き粉などの代表的な香りでもあります。日本で暮らす人たちにも馴染《なじ》み深い植物です。

これまでの研究から、ペパーミントの精油は交感神経を活性化させ、覚醒作用があることが知られています。

一方で、ラベンダーのように副交感神経を優位にし、鎮静作用がある香りでも、疲労度は香りなしに比べて大きく減少しました。疲労を低下させる効果は共通ですが、そのメカニズムはペパーミントとラベンダーでは異なる可能性が考えられます。

疲労というのは脳が発する警告です。その警告を無視して体や脳を酷使し続けていると、死に至る可能性があります。命を守る重要なアラートなのです。

多くの場合、疲労を感じているのにそれに抗《あらが》い続けて作業を続けることは困難でしょう。全身を支配する脳が「やめろ」と命令するわけですから、体は重くなり、じんじんと痛くなり、気持ちも億劫《おっくう》になり、意欲も失せてしまいます。あなたひとりが作業を続けるぞと思っていても、体も脳も思うように動きません。いわば強制終了です。

しかし、それでも過労死のような悲劇が起こってしまうことがあります。誰かの強制や、本人の強い義務感や恐怖から、疲労を感じて体中が働くことを拒《こば》んでいるのに、それに抗って働き続けてしまった強い意志の持ち主なのでしょう。または、疲労の警告を発する脳の声が、やりがいや達成感のようなポジティブな感情にかき消されて、疲労を自覚することなく働き過ぎて、ある日突然倒れてしまうケースもあります。

このポジティブな感情は交感神経が活性化した状態に現れます。疲労の研究を行っている梶本修身氏は著書の中で、このような感情が疲労のシグナルを隠してしまう現象を「疲労感のマスキング」と表現しています。[★4]

この表現から分かるように、マスキングされているだけなので、疲労がなくなったわけではありません。

ここが踏ん張りどころという大事な場面では、ペパーミントの香りで交感神経の働きを高めると、疲労感のせいでパフォーマンスを落とすことなく自分の力を存分に発揮できるかもしれません。しかし、恐らくペパーミントの香りは疲労を回復しているわけではなく、隠しているだけなのです。ここぞという場面を乗り越えたら、ゆっくりと休んで疲労を本当に回復させる必要があるでしょう。

逆にラベンダーのような鎮静系の香りは、興奮した脳を落ち着かせて休ませていると考えられます。頭が興奮しすぎて疲れが取れないときに、ラベンダーの香りを嗅ぐとうまく休めて疲労回復につながるでしょう。ただし、第四章で詳しく紹介していますが、ラベンダーの香りは脳を休ませるため、仕事のパフォーマンスを落とす可能性があります。

同じ疲労回復という目的でも、どういう場面で、自分の脳や体をどういう状態にしたいのかを考えながら、香りを使いこなせるようになると良いですね。

**まとめ**

**◉ストレスに効く香り**
ラベンダー、ベルガモット、クラリセージ

**◉体を覚醒させ、疲労に効く香り**
ペパーミント

**◉体を休ませ、疲労を回復させる香り**
ラベンダー

**注**

**＊1** 竹ノ谷文子ほか「ラベンダー精油の抗ストレス作用とその成分分析～マウスおよびヒトによる解析～」『日本アロマセラピー学会誌』2018、17巻1号、7-14

**＊2** 日塔武彰ほか「ラベンダー精油のストレス軽減効果に関する検討」『日本アロマセラピー学会

誌』2017、16巻1号、15-21

★3 渡邉映理ほか「芳香浴によるパーソナルコンピュータ作業の疲労軽減効果―生理、心理、免疫学的指標による検討」『日本補完代替医療学会誌』2013、10巻2号、107-115

★4 梶本修身『すべての疲労は脳が原因』集英社新書、2016

## コラム❶ 精油とは何か

植物の香りを利用したくても、その植物そのものを近くに置いておくのはなかなかハードルが高いものです。庭や畑で植物を育てるのも大変な作業ですし、育てたとしても、必要な香りを得るための花や果実は特定の時期にしか現れません。日本の気候では育てるのが難しい植物もさまざまにあります。乾燥させ保存するという方法もありますが、フレッシュな植物に比べて香りは薄れてしまいます。

さらに、数種類の植物なら何とか手に入れることもできるかもしれませんが、香りの効果を知れば知るほど、いろいろな香りを試して活用したくなります。そのたびに植物を探して手に入れるのは、お金も時間もかかります。

その点、精油を活用すれば、植物の香りの成分を手軽に楽しむことができます。精油は植物の香り成分を抽出したものだからです。

第一章でも少し説明しましたが、香りを放つ成分は常温で気体になりやすい揮発性の分子です。さらに香りの分子の多くは、水ではなく油に溶けやすい「脂溶性《しようせい》」という性質を持ちます。

植物はさまざまな種類の分子で構成されていますが、そのいろいろな分子の中から、香りの分子を分離して取り出した液体が精油です。精油はエッセンシャルオイルとも呼ばれますが、油やオイルという名前が付いているのは、脂溶性の分子の集まりだからです。別の油に溶かしているわけではありません。その証拠に、料理などに使う油に比べてさらっとした液体で、あまり油という感じがしません。

純度100％の精油は、原料となる植物の中にある脂溶性の分子のみからできています。芳香を持つ花、葉、根、果皮、種子などが精油の材料になりますが、それらはぱっと見、どこかに油分があるようには見えませんよね。それぞれの植物にわずかにしか存在しない分子をかきあつめて、ようやく精油となるのです。

たとえば、ラベンダーは花・葉・茎のすべてから精油を作りますが、1キログラムのラベンダーから6～8ミリリットルの精油しか採ることができません。とても貴重なものなのです。

植物によって抽出方法も異なります。精油の製造で最も主流なのが「水蒸気蒸留《じょうりゅう》法」です。蒸留という言葉は、お酒が好きな人なら知っているでしょう。化学が好きな人は学校で習ったことを覚えているかもしれません。

蒸留とはいろいろな成分が混合された液体から、特定の成分だけを分離して濃縮する方法です。成分によって気体になる温度が異なることを利用します。

蒸留酒の代表的なものは、ウイスキー、ウォッカ、焼酎、ジン、テキーラ、ブランデー、ラム酒……と挙げるときりがありません。どれも、日本酒やワイン、ビールのような醸造酒よりもアルコール度数が高いことが共通点です。お酒のアルコールは、酵母《こうぼ》菌がせっせと働いて作りだしていますが、ある程度のアルコール濃度になると酵母自身が死んでしまうので、酵母に任せる方法ではアルコール度数は20％を超えることがありません。

しかし、この水の中に20％存在するアルコール成分（エタノール）は水より低い温度で気体になるので、これを加熱してエタノールを気体にし、その気体を集めて冷やして液体に戻す、つまり蒸留を行うことで高いアルコール度数のお酒を作ることができるのです。

精油の水蒸気製造法では、釜《かま》の中に原料となる植物をぎっしりと詰めて、高温の水蒸気を通すことで植物の中の気体になりやすい成分を抽出します。その後、再び冷やすことで抽出物の液体が得られます。これはまだ精油ではありません。水溶性の成分が溶け込んだ水蒸気と、脂溶性の成分が混ざった状態だからです。しかし、混ざっていても問題はありません。水と油は分離し、油のほうが軽いので、脂溶性の成分は上のほうに浮いています。この部分を取り出して精油が製造されるのです。

精油がウイスキーと同じ蒸留で作られていると知ったら、少し親しみが湧くのではないでしょうか。

精油はほかにもさまざまな方法で製造されています。製造方法によって含まれる成分も変わってきます。興味を持った人はぜひ製造方法にも注目してみてください。

蒸留酒のアルコール度数が高いように、香りの成分がぎゅっと濃縮された精油は、植物そのものよりも強い影響力を持っています。香りを利用するときは、1滴か2滴で部屋中に香りが満たされます。マッサージやトリートメントに用いるときも、そのまま皮膚につけるのは避けて、「キャリアオイル」と呼ばれる精油の含まれていないオイルで薄めてから使うようにしましょう。

第二章

# 睡眠に効く香り

ょう。

## 脳のパフォーマンスに直結する睡眠

健康情報に興味がある人なら、睡眠の重要さについてどこかで耳にしたことはあるでしょう。

常に忙しく働いている脳にとって、睡眠時は唯一の休息時間です。また休息といってもただ休んでいるわけではなく、記憶の形成や老廃物の代謝《たいしゃ》など、脳には睡眠中に集中的に行わなくてはならない仕事があります。

睡眠不足は著《いちじる》しく脳の能力を低下させます。徹夜の経験がある人なら実感として分かるのではないでしょうか。寝不足の脳は、記憶力が悪かったり、判断に時間がかかったり、いつもはしない誤作動を起こしたりします。徹夜をしなくても、4～5時間睡眠など、慢性的に睡眠時間が足りないだけでパフォーマンスが落ちることが研究によって示されています。

睡眠不足の弊害は、日々のパフォーマンスを落とすことに留まりません。睡眠不足の人は認知症の発症リスクが高まるという研究報告もあります。また複数の研究から、死亡率も慢性的な睡眠不足によって上昇することが示されています。

さらに睡眠不足は、心臓病や脳梗塞《のうこうそく》、うつ病など、重大な病気を引き起こす引き金にもなります。
今から35年前の１９８９年に昭和が終わり、平成になりました。この年の新語・流行語大賞には「24時間戦えますか」がランクインしています。昭和の時代を生きた世代の人なら、きっと記憶にある言葉でしょう。勇ましく楽しいメロディに乗って歌われたＣＭソングで有名な栄養ドリンクのキャッチコピーです。

今の時代にそんなことを言うと、部下からパワハラで訴えられるかもしれません。そこまでいかなくても「何でそんなことしないといけないんだ？」と白い目で見られることでしょう。しかし、あの時代はみんな、24時間戦おうというメッセージをポジティブに受け止めていました。寝ている時間が無駄だ、もったいないと思っていたのです。

しかし、研究によって睡眠の重要さや、睡眠不足のリスクが知られるようになってきました。スタンフォード大学の研究者が、日々の睡眠不足が借金のように積み上がっていく状態を「睡眠負債」という言葉で警告を鳴らし、２０１７年にはＮＨＫスペシャルで「睡眠負債が危ない」という特集が組まれ、大きな反響を呼びました。[★1]

今では、できるビジネスパーソンこそ睡眠を大切にするのが常識になってきていると思います。

しかしながら、大切さは分かっていても、なかなか思い通りにならないのが睡眠の難しさです。眠れるときは何も考えずに眠れるけれど、いったん眠れなくなったら何をしても眠れない。眠れないことを気に病むせいでストレスになり、また眠れなくなったりします。何日も眠れなくて体の調子がおかしくなるほどであれば、医師の診察を受けて睡眠薬を処方してもらうことをおすすめしますが、そこまでひどくはないものの日々の睡眠を改善したい人は、香りの効果を取り入れてみてはいかがでしょうか。

前置きが長くなりましたが、この章では、香りの睡眠に対する効果を調べた研究を紹介します。

## 寝つきをよくするベルガモットの香り

睡眠にまつわる悩みはさまざまです。途中で起きてしまうせいで睡眠時間が短くなってしまう、忙しくて短い時間しか睡眠にあてられないので少しでも質の良い睡眠をとりたい、時間はしっかりとっているはずなのに眠っても少しも疲れが取れない、そして横になってもなかなか眠りに落ちることができない、などです。

悩みの内容によって原因も対処法も異なりますので、悩みごとに効果のある香りを紹介したいと思います。

まずは、なかなか眠れないという人に朗報です。

2021年に発表された福岡大学の研究者によるマウスの実験[★2]では、ベルガモットの香りが入眠を早めて、睡眠時間を45%延長したことが示されました。

ベルガモットは図2-1のようなミカン科の柑橘《かんきつ》類です。実はミカンくらいの大きさで、先が少しすぼまった形をしていて、熟すと緑から黄色になっていきます。果皮が少しぼこぼこしていて、ミカンというよりはユズに似ているかもしれません。主な産地はイタリアです。

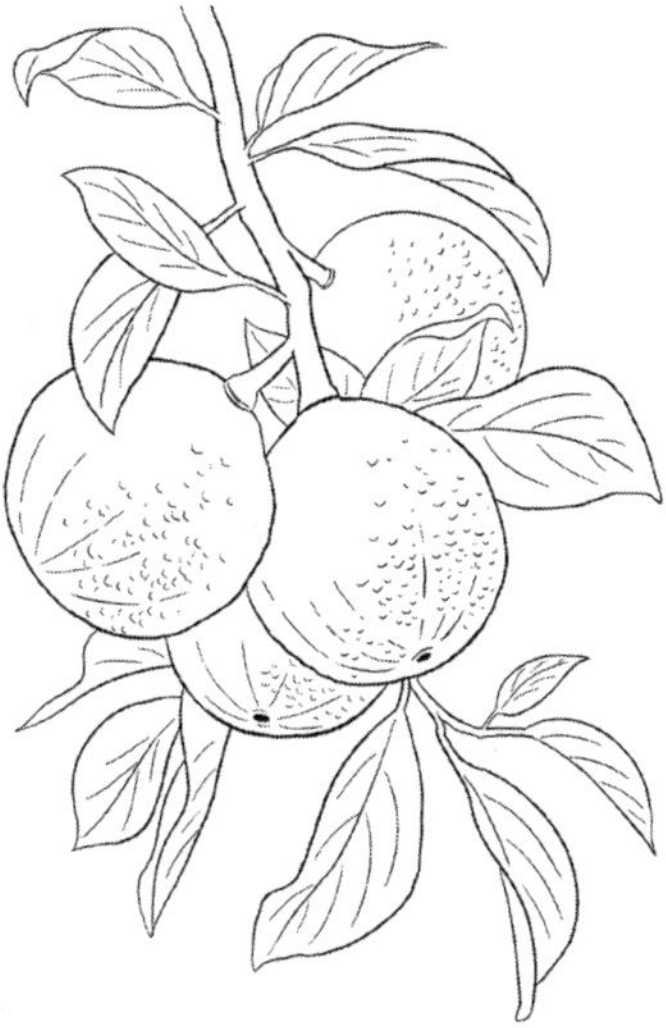

図2–1　ベルガモット／ミカン科の低木。生食には適さず、主に精油の採取のために生産されている

精油に興味がない人でも、ベルガモットの香りは、どこかで嗅いだことがあるはずです。紅茶のアールグレイの香りづけに使われているからです。

ベルガモットは、ほかの柑橘

系、たとえばグレープフルーツの香りと比べて、甘く華やかな匂いがします。

この、グレープフルーツの酸っぱくてすっきりした香りを作っている成分は「リモネン」という物質で、オレンジ、ユズ、レモンでは、精油成分の70%以上をリモネンが占めています。一方、ベルガモットは同じ柑橘系でもリモネンが占める割合は30〜40%ほどです。その代わり、ラベンダーの主成分でもある酢酸リナリルとリナロールが含まれています。このブレンドのおかげで、柑橘系のさわやかな香りと花のような甘い香りが合わさった、独特の香りになっているのです。

この実験では、ラベンダーの香りの効果も同時にテストしています。ラベンダーは後にも紹介しますが、良い睡眠を得るために昔から使われてきた香りです。ラベンダーの香りと睡眠の研究はすでにいろいろ行われているので、ベルガモットの効果と比較するために選ばれました。

図2-2が実験結果です。減少率が高いほど、眠りに落ちるまでの時間（入眠潜時）が大きく減少したことを意味します。ベルガモットの香りは眠りに落ちるまでの時間を大きく減らしていますが、ラベンダーの香りではほとんど変化しなかったことが分かります。

マウスとヒトではもちろん違いはありますが、逆にマウスの実験のほうが余計な要素を

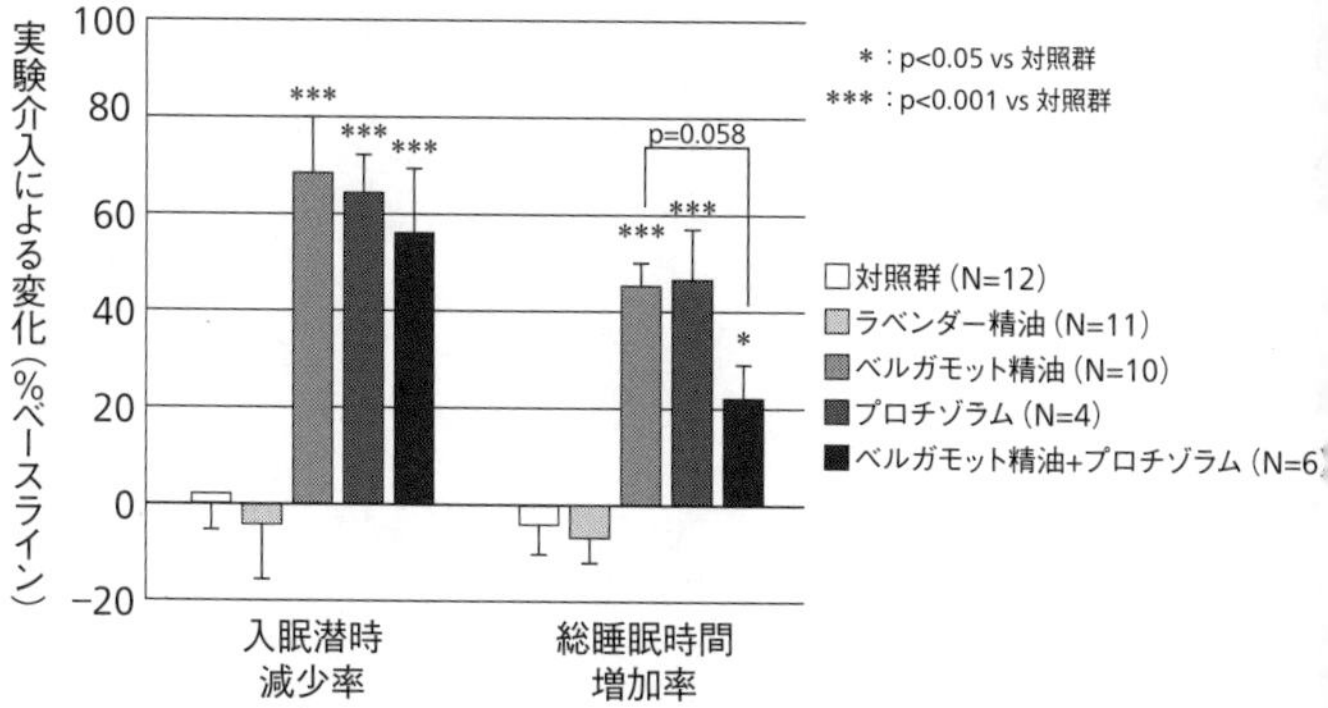


図2–2　ラベンダーとベルガモット精油の曝露とブロチゾラム投与のマウスの睡眠に及ぼす影響

排除して、より純粋に香りの効果を見ることができるという利点もあります。ラベンダーとベルガモットでこのような差が出たのは興味深い結果です。

ベルガモットの右の「プロチゾラム」とは不眠症の治療に用いられる医薬品です。緊張や不安をやわらげ、寝つきをよくします。プロチゾラムを投与したマウスも入眠潜時が減少していますが、その効果はベルガモットの香りとほぼ同等という結果となりました。ベルガモットとプロチゾラムを併用した場合（一番右）も効果はありましたが、単独の場合よりも少し効果が低くなることが分かりました。

早く眠りにつくことができても、その分、早く目覚めてしまったら十分な睡眠をとることはできませんが、総睡眠時間を増加させる効果もあったことが右側のグラフから分かります。

寝つきが悪いという人は、ベルガモットの香りを試してみるといいかもしれません。アロマディフューザーなどで寝室に香りを満たしたり、枕元に精油を少し染み込ませたハンカチやティッシュを置いてみたり、あるいは寝る直前に入浴をする人は湯船に精油を数滴垂らしてもいいでしょう。

## ラベンダーの香りが睡眠に効く理由

2021年に韓国の研究者らによって発表された、睡眠問題に対する香りの効果を調べた研究のシステマティック・レビューを紹介します。[★3]

システマティック・レビューというのは、研究のひとつの手法で、自分では実験をしない研究方法です。実験をせずにどうするかというと、これまでに論文などで発表されている実験結果のデータを集めて、実験条件などを考慮しながらまとめて分析し直します。ひとつひとつの研究だけではデータ数が少なくても、たくさんの研究結果を解析することで、より信頼性の高い結果を知ることができます。

研究者らは、34件の信頼できる論文を解析し、精油の香りの吸入が睡眠の改善に有益であると結論づけました。

34件の論文の対象者はさまざまです。施設で暮らす高齢者、血液透析を受けている患者、看護師、働く女性、大学生、地下鉄乗務員、睡眠障害と不安症を持つ患者などの人々が、それぞれの研究で香りの力によって睡眠が改善されました。

用いられた香りは、ラベンダー単独が9件、ラベンダーにほかの精油(スイートオレンジ、ローズウッド、イランイラン、ベルガモット、ネロリ、カモミール、スイートマジョラム)を1種類か2種類混ぜたものが17件。そのほか、グレープフルーツ、カモミール、レモン、フィトンチッド(樹木が発散する化学物質)などがありました。

研究者らはさらなる分析結果で、混合した香りよりも単一の香りのほうが効果が高かったということも述べています。

ほとんどの研究でラベンダーの香りが使用されていますが、これはラベンダーの香りに第一章で紹介したストレスや不安をやわらげる効果に加えて、鎮静作用があるからだと考えられます。

鎮静作用とは、イライラしたり興奮したり緊張したりといった神経系の過剰な活動を抑制する効果のことです。一般的な言い方では、気持ちを静めると表現できるでしょう。

ラベンダーは副交感神経を優位にすることで、鎮静作用を発揮すると考えられています。交感神経優位のときは、心拍数が増え、血管が収縮し、血圧も上がります。これにより血液のめぐりが早くなり、すぐに活動できるようになります。胃腸の働きや免疫機能も低下します。ゆっくり消化・吸収したり、体の中の敵と戦ったりするのは後回し。まずは目の前の危機的状況に対処する必要があるからです。

交感神経が優位な状態は、体に負担がかかります。ずっと興奮したままだと、血管も心臓もボロボロになってしまいます。眠っているときは副交感神経が優位になるので、ようやく体が休むことができるのです。過労によって睡眠時間が取れなくなると、心臓に強い負担がかかり、脳卒中や心筋梗塞など、死亡率の高い病気が発症することがあります。睡眠によって副交感神経を優位にさせ、体を休ませることは非常に重要です。

通常は、真夜中になるにつれて交感神経の活動が抑えられ、副交感神経が優位になります。しかし、生活のリズムが不規則だったり、強いストレスを抱えていたりすると、そのバランスが崩れ、眠る時間になっても副交感神経が優位になってくれないことがあります。

眠りについて副交感神経を優位にする方法は、いろいろあります。まずは交感神経のスイッチが入らないように、寝る前に脳が興奮するような行為をしないことです。ぎりぎりまで仕事をしたり、スマホでゲームをしたり、視覚や聴覚を刺激する映像を見続けたりせず、寝る前の時間をゆったりと過ごせると理想的です。

そのうえで、香りの効果を上手く取り入れてみてください。

ラベンダーの香りは、副交感神経を優位にすることが複数の研究で確かめられています。興奮して眠れないという人の睡眠の助けになることでしょう。精油を練りこんだボディークリームでマッサージをすれば、睡眠中もラベンダーの香りに包まれた状態になります。枕にスプレーするタイプの精油もあります。

副交感神経を優位にするといわれている成分は、リナロールと酢酸リナリルです。ラベンダーのほかに、ローズウッドの精油はリナロールを80~99%含みます。両成分を含有している精油は、コリアンダー、イランイラン、真正ラベンダー、ラベンダースーパー、プチグレン、クラリセージなどです。

## 睡眠の問題によって使い分ける

副交感神経を優位にする香りがあるように、交感神経を優位にする香りもあります。グレープフルーツなどの柑橘系の香りは、交感神経を優位にします。しかし、リラックス効果や抗ストレス効果、睡眠改善効果も確かめられています。

グレープフルーツの香りは、頭をすっきりさせてリフレッシュさせます。さわやかな香りは気持ちを明るくします。落ち込んだ気分や不安をやわらげる効果が期待できるので、悩みやつらい出来事が頭から離れなくて眠れないといったときには、単に心と体を鎮めるだけでなく、グレープフルーツの香りでリフレッシュすることが有効かもしれません。

香りの効果は気軽に試すことができるので、自身の睡眠の問題や好みに合った香りを選んでみてください。いくら研究で効果が確かめられていても、自分の苦手な香りではリラックスできませんし、睡眠に対しても良い効果を発揮しないでしょう。

逆に、いくら好きな香りだからといって、必要な効果と逆の作用をする香りを用いてしまっては、期待する結果は得られません。

私の知人に、レモングラスの香りをとても気に入っている人がいました。その人は、香りで睡眠を改善できると聞いて、それならば自分の好きな香りで試そうと考えてレモングラスの香りを嗅いで寝ていたのですが、まったく睡眠は改善されませんでした。

というのも、レモングラスは、交感神経を活性化する香りだからです。第四章で詳しく説明しますが、精神を高揚させ、集中力を高めたいときに、効果が期待できる香りです。

私の知人が気分の落ち込みが激しくて眠れなかったのだとしたら、レモングラスで交感神経を活性化させてリフレッシュすることで快眠につながったかもしれません。しかし、きっと知人に必要だったのは、副交感神経を優位にする香りだったのでしょう。

寝る前に香りを嗅げば快眠できるという知識だけでなく、どういう香りがどのような効果を発揮するのかを知っておくことで、さらに自分に合った香りを選ぶことができるようになるでしょう。

なかなか起きられないという悩みを抱えている人は、交感神経を刺激する香りを寝起きに嗅ぐと、すっきりと朝の行動を始められそうです。

まとめ

◉寝つきが良くなる香り

ベルガモット

◉睡眠を改善する香り

・副交感神経を優位にするもの

ラベンダー、ローズウッド、コリアンダー、イランイラン、真正ラベンダー、ラベンダースーパー、プチグレン、クラリセージ

・交感神経を優位にするもの

グレープフルーツ

注

*1 西野精治『スタンフォード式 最高の睡眠』サンマーク出版、2017

★2　村田雄介「精油の香りが海馬と睡眠にもたらす好影響」『におい・かおり環境学会誌』２０２１、52巻2号、１１８-１２４

★3　Cheong MJ. et. al., "A systematic literature review and meta-analysis of the clinical effects of aroma inhalation therapy on sleep problems." *Medicine (Baltimore)*, 2021,Mar 5;100(9):e24652.

## コラム❷　品質の確かな精油を選ぶコツ

巷《ちまた》ではよく、１００％天然の植物から採れた成分だから体に優しいといった説明を見かけます。しかし、同じ化合物であれば、植物から採れたものか人工的に石油から合成されたものかによって、性質に違いはありません。

たとえば、何度か登場したラベンダーの主成分のひとつであるリナロールは、植物から抽出することもできますし、アセチレンとアセトンから工業的に作ることができます。アセトンはマニキュアの除光液にも利用される有機溶媒《ようばい》です。

中学校の理科で登場した化学反応式を覚えているでしょうか。全ての物質は原子の組み合わせでできています。組み合わせ方や原子の種類が違えば、別の物質になります。高い温度にしたり、特別な物質と混ぜたりすることで、原子の組み合わせ方は変わっていきますが、その変わり方を研究して実用化してきたのが「化学」という学問です。化学によって新しい物質が作られたり、自然界には少ししかないものを気軽に利用できるようになったりして今の便利な世の中になっているのです。「化学」や「合成」という言葉を見るだけで毛嫌いしてしまうのはもったいないことです。

では、天然香料と合成香料に違いはないかというと、そうではありません。ラベンダーから抽出されたリナロールと、人工的に合成したリナロールは同じものですが、ラベンダーの精油に含まれているのはリナロールだけではありません。酢酸リナリルをはじめとして、図1-4で示したたくさんの成分が含まれています。

人工的に合成したリナロールと酢酸リナリルを組み合わせれば、ラベンダーそっくりの香りになると思いますが、その香りの効果はラベンダーの精油の香りの効果と同じとは限りません。まだ解明されていないラベンダーのそのほかの成分の効果や、それらが組み合わさることで生まれる効果があるかもしれないからです。

ですから、精油を使った実験から得られた結果が、合成香料でも得られる保証はありません。よくアロマセラピーの教科書などを読むと、必ず天然の100％の精油を使いましょうと書いてありますが、これは合成香料と天然の精油では成分の組み合わせが異なるためです。人工香料の中には、香り自体は天然の植物の精油とよく似ているものの、成分が違う場合もあります。

また、天然だからといって、全ての製品が安全というわけではありません。

植物が体内にさまざまな化学物質を作っているのは、そもそもは自分のためです。植物は育った場所から動けない代わりに、自分を食べる動物や虫から身を守ったり、光合成によって生みだされる活性酸素を処理したり、繁殖のために虫や鳥や動物をおびき寄せたりする化学物質を体内で合成しています。中には、人間にとって害のあるものが含まれていることもあります。

さらに、植物は生き物ですので、体を構成する成分には個体ごとにばらつきがあります。特に産地や栽培方法によって、成分は変わってきます。

アメリカやヨーロッパでは精油の品質を保証する基準が設けられていますが、日本では精油は「雑貨」に分類されるため、そのような基準はありません。精油として売られていても、100%天然のものではなかったりします。日本アロマセラピー学会では精油精度認定の基準項目を制定し、精油の品質向上に貢献しています。

品質の確かな精油を選ぶときは、そのような認定制度の基準をクリアしているかどうかもひとつの目安になります。また、認定を受けていなくても、成分分析を行って分析表を公開している製品は、より信頼度が高いと言えるでしょう。

薬理作用を持つ植物の研究が進んで、効果のある成分が解明されて、人工的に薬を合成できるようになっていったように、今後、植物の香りの研究が進んでいけば、香りの活用方法も変わってくるかもしれません。

# 第三章　不安やうつに効く香り

## 不安な気持ちはどこから生まれるのか

私たちの心は、未知の状況や不確実な出来事に出会うと、少なからず動揺します。そういった状況にわくわくして楽しくなる人もいると思いますが、多くの人は心が落ち着かなくなって、憂鬱になり、その状況から抜け出したい気持ちになります。それが不安という気持ちです。

不安は私たちの生活において、避けることのできない感情のひとつであり、重要なシグナルでもあります。もし、何に対しても不安を感じない人がいたとしたら、危険なものに近づいて痛い目にあったり、自分の不利益になる行動をとってしまったりすることでしょう。

しかし、不安な気持ちが強すぎても、必要な行動を起こせなくなることがあります。また、不安が続きすぎると、心身ともに疲弊してしまいます。

この章では、不安な気持ちをやわらげる植物の香りについて紹介していきますが、その効果を正しく理解するためにも、まずは不安な気持ちが体のどこから生まれているのかを説明していきたいと思います。

不安に限らず、基本的な感情は脳の中で生み出されています。それは、心は脳にあります、といった意味ではなく、もっと具体的な話です。感情という身体反応を生み出す物質が作られて、脳内に放出されることで、私たちは怒りや恐怖や喜びや不安や悲しみを感じています。

脳の中の情報伝達は、長いアンテナを持った神経細胞が担っているという話をしましたが、この情報伝達を調節する「神経伝達物質」が何種類か存在しています。この神経伝達物質が脳の特定の場所に放出されると、情報の伝達が増強されたり弱まったりします。

神経伝達物質は小さな分子です。香りの分子が嗅覚受容体に結合して情報を伝えたように、神経伝達物質も神経細胞にある受容体に結合して、情報を伝えます。たとえばドーパミンは、意欲や快楽といった感情に関係する神経伝達物質です。ほかにも、精神を安定させる働きを持つセロトニン、記憶を助けるアセチルコリン、神経の興奮を抑えるＧＡＢＡ、恐怖や怒りなどの感情に関係するノルアドレナリンなどがあります。

私たちの脳は外界から入ってきた情報や、それに刺激されて想起された記憶をもとに感情を作り出します。感情は単に私たちの人生を豊かにするためのものではありません。そもそもは脳が生き残るために作り出したシグナルです。ですから、感情は身体にも大きく影響します。意欲や喜びを感じているときは、体も活動しやすい状態になりますし、逆に不安な感情は、活動を抑える方向に作用します。不安の原因に近づくと強い不快感を呼び起こし、危険を回避させようとします。

不安になって当然のひどい状況にいる場合は、脳の警告に従って、不安の原因から離れることが大事です。しかし、現代の社会では、不安な気持ちを抑えて冷静に対処したほうが自分のためになることもよくあります。

たとえば、重要な試験や面接の前の不安です。失敗したらどうしようと心配になってしまいますが、不安な感情に支配されて集中できないでいると、失敗する確率がより高まってしまいます。こんなとき、不安をやわらげる方法はいくつかあると思いますが、そのひとつに植物の香りの活用があるのです。

植物の中には、不安をやわらげる「抗不安作用」のある香りを持つものがあることが分かってきています。そのいくつかを紹介していきましょう。

## ラベンダーの香りで不安をやわらげる

抗不安作用を持つ香りとして最もよく知られているのが、これまでにも何度か登場したラベンダーです。ラベンダーの抗不安作用は多くの研究者が調べています。

国立環境研究所の梅津豊司氏は、マウスの実験でラベンダーとバラの香りに抗不安作用があることを確かめました。[★1]ラベンダーもバラもアロマセラピーでは抗不安作用があるとされています。一方で、ほかにもアロマセラピーで抗不安作用があるとされる香りはあるのですが、その中でもイランイランやカモミールの香りは、この実験では抗不安作用が認められませんでした。マウスとヒトの違い、または実験方法の違いなど、原因はいろいろ考えられ、どちらが正しいのかはまだ分かりません。ただ、昔から言われていることでも今後科学的なエビデンスが蓄積されることによって変わっていくこともあり得ます。研究を積み重ねていくことで、さらに効果的な利用ができるようになっていくはずです。

香りで不安がやわらぐ効果をマウスの行動実験で詳しく調べた研究もあります。2018年に発表された鹿児島大学の研究[★2]では、ラベンダーの主な成分であるリナロールの香りが、不安障害の治療薬と同じ程度の抗不安効果を示すことを明らかにしています。

不安障害は、不安が強すぎて日常生活に支障をきたしたり、ふさわしくない状況で頻繁に不安が生じたりする心の病気です。その治療薬のひとつ「ベンゾジアゼピン系製剤」は、脳の中にたくさんある神経伝達物質のひとつ、GABAを受け取る受容体を活性化します（GABAとは神経細胞の興奮を抑制する働きを持つ神経伝達物質です）。その受容体を活性化すると、神経細胞は抑制方向に働きます。最近では、ＧＡＢＡ入りのお菓子やＧＡＢＡのサプリメントも売られているので、名前を見たことがある人もいるかもしれません。

リナロールの香りが抗不安薬と同じ働きを持っていることは、とても興味深い研究結果です。ただし、香りによる効果は、薬よりは緩やかで持続性が低いので、病気になった場合は香りだけに頼るのではなく、専門の病院で診察を受け、不安障害を治療する薬を処方してもらう必要があるでしょう。

リナロールはラベンダーのほかに、ローズウッド、ネロリ、ベルガモットに多く含まれています。

## 待合室の不安を香りでやわらげる

香りで不安をやわらげることができるのなら、社会のいろいろなところに応用できそうです。

２０２０年に発表された日本歯科大学新潟短期大学研究グループの、歯科診療の待合室を想定した研究[★3]を紹介しましょう。

歯を治療するのが大好きでたまらないという人はかなり少数派だと思います。多くの人は、歯科医院に行くと、歯を削ったり、痛いところをつつかれたり、沁《し》みる薬を塗られたり……そんな過去の記憶がよみがえり、今日はどんな治療が待っているのだろうと、緊張しながら待合室での時間を過ごすことでしょう。おまけに、ほかの人の歯を削る金属音は待合室にも聞こえてきます。

このような不安や緊張感のせいで、本来は歯科治療をする必要がある人が、歯科医院に行くのを避けてしまうケースも発生しています。研究者らは、そのような状況を危惧《きぐ》して、香りによって不安やストレスを軽減できるかどうかを明らかにすることにしました。

実験参加者は16名の大学生です。本物の歯科医院の待合室ではなく、大学にある歯科診療室にパーテーションを置いて待合室としました。参加者は2組に分けられ、一方はラベンダーの精油の香りを嗅ぎ、もう一方は無臭の状態で10分間待ちました。香りは待合室だけでなくパーテーションの向こうの診療室にも満たされています。

その後、診療室に移動して、超音波スケーラーによる全顎《ぜんがく》のポケット洗浄を2分間行いました。虫歯を削るときのような痛みはありませんが、尖った鉤型《かぎがた》の道具で歯石をとっていく治療ですので、それなりのストレスはかかります。

治療後はまた待合室で10分間安静に過ごしました。

治療前後の気分の変化をＰＯＭＳ２（Profile of Mood States 2nd Edition）という気分の状態を評価する検査によって測定したところ、無臭のグループでは治療の前後に変化が認められませんでしたが、ラベンダーの香りグループでは「怒り―敵意」「疲労―無気力」「緊張―不安」が減少していました。また、実験終了後にラベンダーグループにアンケートを取ると、８人中７人がリラックスして処置を受けることができたと回答し、リラックスできなかった人は１人でした。リラックスできた理由としては、「ラベンダー精油の香りで眠くなっていた」、「処置よりも香りに集中できた」、「歯科医院をイメージさせる香りではなかった」などが挙げられました。

対象人数が少ない研究ではありますが、香りの有用な使い方の可能性を示した興味深い結果です。

病院だけでなく、利用者や顧客をもてなすために香りを利用しているお店やホテルや会社は今でもたくさん存在しています。香りの効果が研究で裏付けられていくことで、さらにそういった利用は広がっていくでしょう。利用者や顧客をリラックスさせたいのか、それともリフレッシュさせたいのかなど、目的によって香りを選ぶと、さらに効果が上がるでしょう。

## 香りでうつ病を防げるか

感情は、私たちの生存にとって重要な働きを担うシグナルなので、理性だけではなかなか抗うことができません。

自律神経失調症と同様に、過度なストレスや疲労、睡眠不足や病気などが原因で、脳が不調になると、感情のコントロールがうまくいかなくなることがあります。その結果として現れる病気のひとつが、うつ病です。うつ病は不安な気持ちや悲しみに強く支配されて、意欲や喜びが湧かず、仕事などの通常の活動ができなくなる病気です。治療には、神経伝達物質のセロトニンを脳内に増やす薬が使われています。

うつ病になると、日常生活が送れないほど落ち込んだり不安になったり、何事にも興味を持てなくなり、食欲や睡眠のリズムがおかしくなったりします。これは本人の気力や性格の問題ではなく、先ほど紹介した脳内の神経伝達物質の働きがおかしくなったせいだと考えられています。

神経伝達物質の影響は全身に及ぶため、気の持ちようで解決するレベルではなく、体がだるくて動けないといった身体的な不具合も現れるのです。

うつ病の治療には、症状によってさまざまな「抗うつ薬」が処方されますが、それらの多くは脳内の神経伝達物質の働きを調節する薬です。

慢性的なストレスや不安にさらされると、うつ病の発生率が高くなることが知られていますから、抗ストレスや抗不安効果のあるラベンダーの香りは、うつの予防に効果があるかもしれません。しかしながら、うつ病になってしまった人に対して、どれだけ効果があるのかは、これから研究の成果を待ちたいと思います。

また、この本は香りの本ですが、香り以外のラベンダーの効果について調べた、興味深い研究があります。

2012年に発表された静岡県立大学の研究者らのラットでの研究[*4]では、ラベンダーの水溶性の抽出物を飲ませて実験しました。

ラットというのは実験動物としてよく用いられる比較的大型のネズミのことです。ほかによく用いられるネズミとしてマウスがいますが、マウスの体は5~10センチほどで、ラットの体は20センチを超えることもあります(どちらも尻尾はさらに長いです)。小柄なマウスはラットよりも遺伝子組み換え操作が簡単で、遺伝子組み換えが必要な実験を行いやすいというメリットがあります。一方、大型のラットはマウスよりも体が大きいので、体内の組織や行動を観察しやすいという特長があります。

ラットを用いたうつ病の研究では、強制水泳試験という実験がよく行われます。水で満たされた深い容器の中にラットを入れると、ラットは一生懸命泳いでよじ登れるところを探したり、潜《もぐ》って出口を見つけようとしたりします。しかしどこにも出口はありません。やがてラットは出口を探すことをあきらめて、頭を水面から出して浮かぶための最低限の動きだけを行うようになります。この状態を「無動」と呼びます。抗うつ療法を行うと無動時間が短縮するため、この試験は抗うつ薬の効果を見るために使われています。

研究グループはラベンダーの水溶性抽出液を飲んだラットと、抗うつ薬を飲んだラットに5分間の強制水泳試験を行い、無動時間の合計を計測しました。するとラベンダーの水溶性抽出液を飲んだラットは、抗うつ薬を飲んだラットと同様に無動時間が短縮しました。

水溶性抽出物というのは、ラベンダーの中の水に溶ける成分のことです。精油は植物の油に溶ける成分を抽出したものなので、全く別のものになります。

ラベンダーはハーブティーとしてもよく飲まれていますが、この研究結果は、お茶の中に抽出されている成分の効果を示唆しています。実験では乾燥ラベンダーを90℃の蒸留水に入れて成分を抽出していますが、ハーブティーでも同じように水溶性の成分がお茶の中に抽出されていると考えられるからです。ただし、この実験では1時間かけて抽出しているので、その量や効果は同じではないでしょう。

この実験では、何が効いているのかをはっきりさせるために、わざと香りの成分は取り除いていますが、私たちがハーブティーとして楽しむときは、香りの成分（精油に含まれている成分）と、水に溶けだす成分の両方を鼻と消化器官の両方から取り込むことになります。そうすることで、単に香りを嗅ぐだけでは得られない効果が現れるのかもしれません。

## ベルガモットの精油も不安を軽減する

ラベンダーの効果ばかりを紹介してきましたが、ベルガモットについても研究報告があります。

ベルガモットは花のような甘い香りを持つ柑橘類です。ストレスを緩和する香りとして第一章で、寝つきをよくする香りとして第二章にも登場したように、さまざまな研究からベルガモットの精油は脳の活動に影響を及ぼしていることが明らかになっています。

イタリアの研究者らは、ベルガモットの精油がラットの不安行動を減らすことを確かめ、２０１７年に論文で発表しました。[★5] ただしこれも香りの効果ではなく、精油を体内に投与した実験です。

お腹の中にベルガモットの精油をホホバオイル（香り成分のないアロマセラピーで精油を薄めるためによく使われる植物オイル）で薄めたものを投与したラット群、ホホバオイルのみを投与したラット群に分け、不安行動を測定する「高架式十字迷路テスト」を行いました。迷路には床より高い位置に十字の形に延びる通路があり、2つの通路には壁がなく、ほかの2つには壁があります。私たちと同じようにラットも高い場所が怖いので、できれば壁のない通路には行きたくありません。

通常のラットは好奇心が旺盛なので、慣れてくると壁がない通路も探検するようになります。しかし、不安が強いラットは壁のある通路に留まります。このような行動の違いからラットの不安の大きさを測るのです。また、ラットは不安になると頻繁に毛づくろいをします。この行動も不安の指標になります。

実験の結果、ベルガモット精油を投与したラットは、ホホバオイル投与群に比べて、毛づくろい行動が大幅に減少し、立ち上がったり壁立ちしたりといった運動活動が低下して、壁のない場所に置いても逃げ出そうとせず、落ち着いていました。

この研究では、抗うつ薬の効果とベルガモット精油の効果も比較しており、ベルガモット精油が抗うつ薬に匹敵する効果や、抗うつ薬にはないメリットが存在することも示しています。

このように、精油を薬として投与する可能性もさまざまに研究されていますが、現在のところ、ヒトが精油を飲用したときの安全性や効果については確かめられていません。決して自己流で引用したりしないでください。動物実験段階の薬を自分で飲みたい人はいないと思いますが、植物由来の成分だから安心だと考えてしまう人もいるようです。第二章のコラムで書いたように、天然でも合成でも、植物由来でもそうでなくても、成分を構成する分子は同じです。植物由来のものでも危険な物質はたくさんあります。特に、精油は香りの分子を凝縮した液体なので、飲用すると思わぬ害が出るかもしれません。

飲用に関しては研究の成果を待つことにして、今はひとまず香りの効果を活用していきましょう。

まとめ

◉不安に効く香り

ラベンダー、ベルガモット

**注**

★1 梅津豊司「植物精油の中枢作用」『アロマリサーチ』２００１、2巻5号、16-22

★2 柏谷英樹「リナロール香気が不安を軽減する脳の仕組み」『におい・かおり環境学会誌』２０１８、52巻2号、１１２-１１７

★3 諸田聖佳ほか「真正ラベンダー精油のストレス緩和効果—歯科診療時のストレス緩和に向けて—」『日本口腔保健学雑誌』２０２０、第10巻第1号、58-65

★4 Kageyama A. et. al., "Antidepressant-like effects of an aqueous extract of lavender (Lavandula angustifolia Mill.) in rats." *Food Science and Technology Research*, 2012, 18, Issue 3, 473-479

★5 Rombolà L. et. al., "Bergamot essential oil attenuates anxiety-like behaviour in rats." *Molecules*, 2017, 22(4), 614.

## コラム❸ 皮膚から香り成分を吸収する

この本では香りに焦点を当てて、植物が私たちの心身に及ぼす効果を紹介していますが、アロマセラピーで活用するのは植物の香りだけではありません。精油として抽出された成分を、鼻から吸入する以外の方法でも体に取り入れて利用します。たとえば、精油をマッサージやトリートメント用のオイルに混ぜて体に塗ることで、皮膚から精油の成分が取り込まれます。

精油が皮膚から吸収されるという話をするときに覚えていてほしいのが、どんなものでも皮膚から吸収されるわけではないということです。皮膚は外の世界と体の中を隔《へだ》てる優秀なバリアです。外からの異物の侵入を防いで体を守るために、皮膚は存在しています。健康な皮膚であれば、ウイルスや細菌も通しません。病原体に触れても、それだけで感染することは稀《まれ》です。新型コロナウイルスのパンデミックの時期に手指消毒が徹底されたのは、手の皮膚からウイルスが入るからではなく、手についたウイルスが食べ物などを介して体内に入るのを防ぐためです。口から肛門までは、ヒトにとって「体の外」なので（ちくわを思い浮かべてください。穴の中はちくわの中身ではなく、外の空気が入っています）、ウイルスがそのまま通り抜けていってくれたら何の害もないのですが、喉や内臓の壁である粘膜は皮膚よりも物質を通してしまうので（そうでないと栄養を吸収できません）、粘膜から体内に突破してしまうのです。

健康な皮膚の場合と書きましたが、皮膚に傷があるとそこから病原体は侵入できます。肌が荒れていて、目に見えない細かな傷がある場合も、バリア機能が低下してしまいます。

また、健康な皮膚も、ウイルスよりさらに小さな香りの分子なら通します。ウイルスよりさらに小さなものと言われてもピンとこないかもしれませんね。ウイルスがたくさんの部品で作られた自動車だとしたら、香りの分子はその中の小さな部品のひとつです。分子量で表すと、ウイルスは数百万～数千万。精油の成分である香りの分子は、１００～３００くらいです。自動車と部品のたとえでは、まだスケールが小さいかもしれません。

精油の成分は分子量が小さいことに加えて、水ではなく油に溶けやすい「脂溶性」という性質を持っています。私たちの体はたくさんの細胞でできていて、その細胞は細胞膜という脂肪の膜で区切られていますが、油に溶けやすい分子は、この細胞膜を通過することができます。

皮膚から入った精油の成分は、皮膚の内部に入り、毛細血管の中へ溶け込んで全身へめぐると考えられます。

実は、鼻から入った香り分子も、神経情報伝達のドミノ倒しのスイッチを入れるだけでなく、鼻腔《びくう》から喉、そして気管に入って肺に到達すると、肺胞《はいほう》に張り巡らされた毛細血管の中に入って、体内に取り込まれていきます。

香りが鼻の嗅覚受容体を介して脳に伝わるときは、非常に速く作用します。しかし、体内に吸収された場合は、ゆっくりと時間をかけて後から効果を発揮します。

マッサージやトリートメントで精油を使うときは、香り分子が神経を刺激する効果と、体内に取り込まれた成分の両方の効果が期待できます。さらに、香りや精油とは関係なく、マッサージやトリートメント自体の身体のリラクゼーションや心理的効果もあります。

このような精油を使ったマッサージやトリートメントは、アロマセラピーで多く行われ、その効果は実践の場でも研究においてもさまざまに確かめられています。ただし、何がどこに効いているのかということを調べようと思ったら大変です。複数の要素があり、おそらくそれぞれが相乗効果を発揮していると考えられるからです。

また、ヨーロッパの一部の国では、精油は医薬品として認められていて、フランスなどでは医療行為として精油を「飲む」ことも行われています。私たちの体は口から飲んだものを吸収するようにできていますから、皮膚から吸収する場合よりも、吸収効果が高くなります。良い効果もあれば、消化管粘膜に対する刺激や肝臓への影響も考えられます。精油を飲んだことで起きた深刻な副作用や死亡例も報告されています。

フランスでは行われているからと、安易に自己判断で精油を飲んだりするのはやめましょう。

# 第四章　脳を活性化させる香り

## 森林浴が頭をリフレッシュさせる理由

森林の中をリラックスして歩く森林浴は、心身の健康にプラスの効果を及ぼします。都会の喧騒《けんそう》から離れて、静かな森林で過ごす時間は、ストレスのもとから離れて気分を転換させ、心を落ち着かせます。また、歩くことで血がめぐり、全身の血行が良くなります。森林の中を散歩したあとは脳のパフォーマンスが上がるという研究報告もあります。

森の中を歩くと、私たちはさまざまな刺激を受けます。目から入る緑の鮮やかさ、皮膚に感じる太陽の温かさ、耳から聞こえる鳥の声、大地を踏みしめる足の感覚などです。さらにそれだけでなく、森林には独特の香りが存在します。森の木々が香り物質を放出しているからです。

樹木から発散される香り物質をまとめて「フィトンチッド」と呼んだりします。フィトンチッドには、菌や虫を寄せつけない働きを持つものも多くあります。植物が自分を守るために作り出したのでしょう。私たちはその効果を利用して、フィトンチッドを抗菌や防虫の目的で利用したりしています。

クスノキのフィトンチッドであるカンファーは防虫剤に、桜の葉や柏の葉は抗菌効果があるので、桜餅や柏餅に使われています。寿司屋に行くと寿司が木の台の上に乗せられて出てくることがありますが、木の台はヒノキ材が使われています。ヒノキのフィトンチッドも抗菌効果を持つからです。

では、フィトンチッドは脳にどのように働くのでしょうか。

私たちはヒノキとスギの香り成分について、詳しく調べてみました。

まず、成分分析をしたところ、ヒノキもスギも、テルピネン4オールという成分が50％強を占めていました。注目すべき違いは、ヒノキには交感神経を活性化するカンファーが多く含まれていたことです。

しかしながら、それぞれの香りを嗅いでもらった人の唾液中のコルチゾール量の変化を調べたところ、ヒノキのほうのみにストレス低減効果が見られました。

さらに私たちは、それぞれの香りを嗅いだときに脳がどのように活動しているのかを「ＮＩＲＳ」と呼ばれる装置で測定しました。

この装置は正式名称を「Near-infrared spectroscopy：近赤外分光法」といいます。

ＮＩＲＳはヘッドギアのような装置を頭につけて測定します。この装置を用いると、脳に張り巡らされた血管の中の赤血球の酸素と結合したヘモグロビンの量を知ることができます。

細胞は活動するために酸素を必要とするため、酸素と結合したヘモグロビンの量が多くなっている場所は、脳が活動している場所だとみなすことができます。

脳の活動をリアルタイムで計測できる方法としては、ほかにｆＭＲＩやＰＥＴがありますが、どちらもヒトが横たわって入れる巨大な装置が必要で、計測にお金もかかります。その点、ＮＩＲＳは装置さえあれば研究室で手軽に行えます。実験参加者の負担も比較的少なく、自然な状態で計測することができるため、香りの研究に向いている装置です。

さて、ＮＩＲＳで脳血流量の変化を調べると、ヒノキの香りは前頭葉の活動を抑え、スギの香りは活性化させることが示されました。

前頭葉は頭のおでこあたりにある脳部位で、思考や判断や意欲を司《つかさど》っています。将来の計画を立てたり、論理的な思考をしたりするために必要な部位です。一時的に記憶をしておくワーキングメモリも前頭葉の働きです。同じフィトンチッドであっても、ヒノキとスギでは前頭葉に対する効果が逆だったのです。

前頭葉の活動を抑制するヒノキの香りは、脳の興奮を鎮《しず》め、リラックス効果があると予想されます。

ヒノキの香りは、日本人の生活のさまざまなところで取り入れられています。ヒノキの木材でバスタブを作ったヒノキ風呂は、その代表的なものでしょう。ヒノキの木材は高価なので、高級な旅館やホテルに泊まったときにしか、なかなか利用することができないのが難点です。しかし、精油なら手軽に取り入れることができます。ヒノキの精油も市販されているからです。湯船に垂らしてヒノキの香りを楽しみながら入浴すれば、高級旅館に泊まった気分を味わえるだけでなく、リラックスできて、良い睡眠の誘導につながることでしょう。

## 菅原道真が梅の香りを愛した理由

「前頭葉を活性化する」という点で、別の事例を紹介しましょう。

ＮＨＫのＢＳで「偉人たちの健康診断」という番組があります。歴史上の偉人の生活を最新医学で検証する番組です。あるとき、その番組のスタッフから、梅の香りは脳にどのような影響を与えるのかという取材を受けました。菅原道真《すがわらのみちざね》を取り上げるにあたって、道真が愛した梅の花の香りがどのような影響を与えたのかと聞かれたのです。

梅が満開に咲いた梅園の近くに行くと、甘くもさわやかな香りが漂ってきます。

道真は子どものときから梅をこよなく愛し、自分の屋敷でも育てていたといいます。そんな道真は学問の神様として祀《まつ》られるほど優秀な頭脳の持ち主として有名です。もしかすると梅の香りが道真の勉学に良い影響をもたらしたのではないか――そんな仮説を立て、番組の企画で実験を行いました。

実験では4名の女子学生に梅の香りの主成分であるベンズアルデヒドを3分間嗅いでもらい、NIRSで脳の働きを測定しました。すると前頭葉の働きが活性化していることが分かりました。

道真が梅の香りを嗅いでいたのは梅が開花しているわずかな時期だけですから、それがどのくらい彼の勉学に影響を与えたのかは分かりません。しかし、歴史の逸話や物語に香りの効果の知識を合わせると、想像力が広がっていきます。

梅のお花見を楽しむときも、「ああ、前頭葉が活性化されているなあ」と思えば、より有意義な時間を過ごせるかもしれません。

## 記憶力を高める香りはあるのか

実際に記憶力と香りの関係を調べた研究もあります。

2009年に、144人の参加者を対象に、イランイランの精油の香りとペパーミントの精油の香りが、認知能力にどのような影響を与えるのかを調べたイギリスの研究が発表されています。[*1]

ペパーミントは第一章で疲労を回復させる香りとして紹介しましたが、交感神経を優位にして覚醒させ、注意力を高める作用があると考えられています。

一方、イランイランはアロマセラピーや香水に興味がない人にとっては、見たことも聞いたこともない植物でしょう。香りを知っている人も、どんな植物なのかということまでは知らないかもしれません。

イランイランは大きなものだと高さ30メートル以上になる熱帯の樹木で、大きな黄色い花をつけます（ピンクの花をつけるものもありますが、精油の抽出用には黄色の花が良いとされています）。濃厚な甘い香りに、どこかエスニックなスパイシーさがあります。ココ・シャネルが初めて世に送り出した香水N°5にも使用されています。

作用としては鎮静や血圧を下げる効果があると考えられていますが、まだ科学的なエビデンスは多くはありません。ペパーミントとは逆の作用があることを期待されて、この研究で採用されたのだと思います。

この研究で参加者たちは、単語の記憶テストや、刺激に応じて素早くボタンを押すテスト、空間記憶、単語の連想などのさまざまなテストを行いました。
その結果、ペパーミントの香りが記憶力を高めたことが分かりました。

一方、イランイランの香りは記憶力を低下させましたが、処理速度は向上させました。主観的な気分については、ペパーミントは注意力を高め、イランイランは注意力が低下した代わりに、落ち着きが増したことが分かりました。

記憶と香りの関係について調べた研究は、ほかにもあります。

2019年に発表された、ウクライナで行われた研究です。[★2] 研究に参加したのはウクライナの大都市に住む13歳から17歳の学生79人です。参加者は3つのグループに分けられ、①香りなしの部屋、②ラベンダーの精油の香りを満たした部屋、③ローズマリーの精油の香りを満たした部屋、のどれかで記憶のテストを課せられました。記憶のテストは2種類です。1つ目は画像記憶のテストで、4×4のマス目の表に16種類の画像が載っているものを20秒間見て、その後どれだけ多くの画像を思い出せたかというものです。2つ目は数字の記憶テストで、12個の2桁の数字が書かれた表を20秒間見て、その後どれだけ多くの数字を思い出せたかというものです。

ここで紹介してきたように、さまざまな研究から、ラベンダーは副交感神経を優位にして興奮を鎮める香りだと考えられています。

一方で、ローズマリーは交感神経を優位にして脳を刺激する香りだといわれています。ローズマリーは地中海地方が原産のシソ科の低木です。日本の気候でも育つため、生垣として植えられていることも多い植物です。ハーブとして、肉や料理にもよく用いられます。異なる効果が期待される2つの香りですが、結果はどうだったのでしょうか。実験の結果、ラベンダーのグループもローズマリーのグループも、香りなしのグループに比べて画像記憶の成績が大幅に向上していました。一方、数値記憶に関しては香りありと香りなしで統計的に有意な差はありませんでした。しかし、平均値ではなく、中央値（数値を小さいほうから順番に並べたときに真ん中に位置する値）は、ラベンダーとローズマリーで統計的な差がありました。ラベン

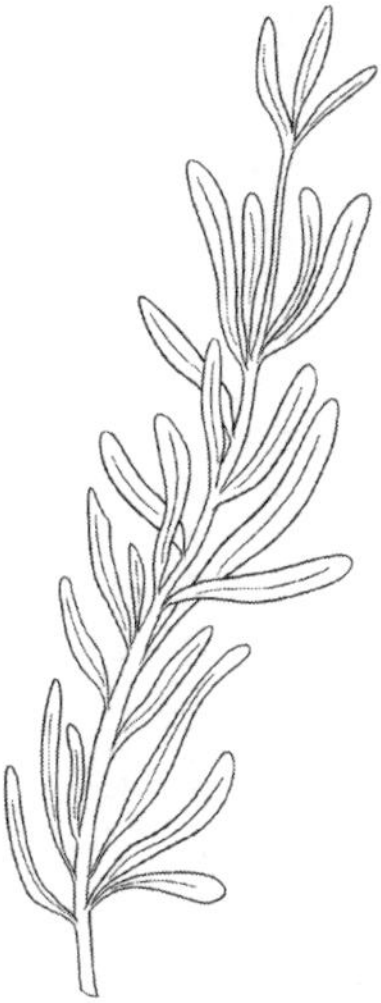

図4–1　ローズマリー／シソ科の低木。細長く小さな葉には爽快で力強い香りがあり、古代から人々の暮らしに利用されてきた

ダーグループの中央値は5、ローズマリーは7だったのです。これはラベンダー精油を吸入すると、ローズマリー精油を吸入したときと比べて数値記憶の生産性が大幅に低下したことを表しています。

さて、どちらの香りでも画像記憶の成績は高まりましたが、これはラベンダーの場合は緊張を解いてリラックスできたことの効果、ローズマリーの場合は交感神経が優位になり集中力が高まった結果と考えることができるかもしれません。

数値記憶に関して、香りなしの場合と差が出なかったのは残念ですが、ラベンダーの香りで記憶の効率が下がったということは、数値を処理する場合は画像とは異なり、交感神経を優位にして緊張や集中力が高まった状態のほうが、よいパフォーマンスを発揮できるということなのかもしれません。

このような研究から分かることは、記憶力や脳のパフォーマンスを上げる香りは、個人の特性や状況、処理すべきタスクによって異なる可能性があるということです。緊張しすぎるせいで本来の力を発揮できない人は、鎮静効果のあるイランイランやラベンダーの香りを嗅ぐことで興奮が静まり、落ち着いてテストなどに臨むことができるでしょう。逆に、気が緩まりすぎて集中できない人は、ペパーミントやローズマリーのような脳を活性化する香りを嗅ぐといいかもしれません。

## ゾーンに入る香り　白いラベンダー

ラベンダーといえば濃い青紫の花の色が特徴的ですが、秋田県美郷《みさと》町のラベンダー園では白色のラベンダー「美郷雪華《みさとせっか》」が栽培されています。美郷雪華は同園で見つかって品種登録された新種のラベンダーです。

私たちはこの美郷雪華の香り成分を調べました。

ラベンダーと美郷雪華の成分を調べた結果を図4-2に示しています。真正ラベンダーと書いてあるのは、紫のラベンダーにもさまざまな品種があるからです。真正ラベンダーは最もよく流通しているラベンダー精油の原料です。

ラベンダーの香り成分はここまでに何度か紹介してきましたが、リナロールと酢酸リナリルです。表を見るとそれぞれ47・1％と40・6％になっています。しかし、美郷雪華ではリナロールは16・9％しかなく、酢酸リナリルは少なすぎて検出不可という結果になりました。

美郷雪華で最も多い成分は、テルピネン4オールという物質ですが、これはティートリ

| RT (min) | 推定化合物 | 真正ラベンダー精油 | 低温真空抽出法美郷雪華 |
|---|---|---|---|
| 5.1 | α–ピネン | 0.4 | – |
| 5.8 | カンフェン | 0.1 | – |
| 7.2 | β–ピネン | 0.4 | – |
| 7.9 | 3–オクタノン | 0.7 | 0.3 |
| 11.2 | シネオール | 1.5 | 4.8 |
| 17.4 | リナロール | 47.1 | 16.9 |
| 20.1 | カンファー | 1.9 | 6.0 |
| 21.8 | ボルネオール | 0.8 | 15.6 |
| 22.3 | テルピネン4オール | 0.7 | 27.4 |
| 23.3 | α–テルピネン | 0.5 | 18.9 |
| 26.0 | 酢酸リナリル | 40.6 | – |

図4–2　真正ラベンダー精油と美郷雪華（低温真空抽出法）の成分含有率（%。– は検出不可）

ーというオーストラリア産の植物の葉からとれる精油に多く含まれています。

ラベンダーもティートリーも爽やかなすっきりとした香りですが、ラベンダーのほうは花の甘さがあるのに比べ、ティートリーは森林の中に入ったような葉の香りが強いのが特徴です。同じラベンダーなのに、美郷雪華の香りは真正ラベンダーと大きく異なることが分かります。

真正ラベンダーとほかの紫のラベンダーを比べたときは、各成分の数値に違いはありますが、主成分がまったく異なるということはありません。

さらに美郷雪華には、カンファーやボルネオールといった成分も多く含まれています。カンファーというのはクスノキの香り成分で、樟脳《しょうのう》とも呼ばれます。クローゼットの中の防虫剤の匂いです。ボルネオールは一部のマツに含まれている成分で、眠気を覚ます効果を持っています。

カンファーもボルネオールも、交感神経を優位にする香り成分です。副交感神経を優位にするリナロールや酢酸リナリルが少なく、代わりに交感神経を優位にする香り成分が含まれている美郷雪華の香りは、ヒトに対してどのような効果を与えるのでしょうか。

11人に美郷雪華の香りを30分間嗅いでもらい、その後、唾液を採取してストレスの指標となるコルチゾール値を測定したところ、ストレスが減少していることが分かりました。

次にNIRSで香りを嗅いだあとの脳活動を測定したところ、美郷雪華の香りはラベンダーよりもさらに強く前頭葉の活動を抑制することが示されました。

つまり、リナロールや酢酸リナリルとはまた違うメカニズムで、鎮静作用を発揮していると考えられます。

さらに交感神経と副交感神経の活動量を測定した結果が、図4-3です。驚くことに、美郷雪華の香りは交感神経も副交感神経も活性化させていたのです。副交感神経を活性化させる効果もラベンダーよりも大きいことが分かります。

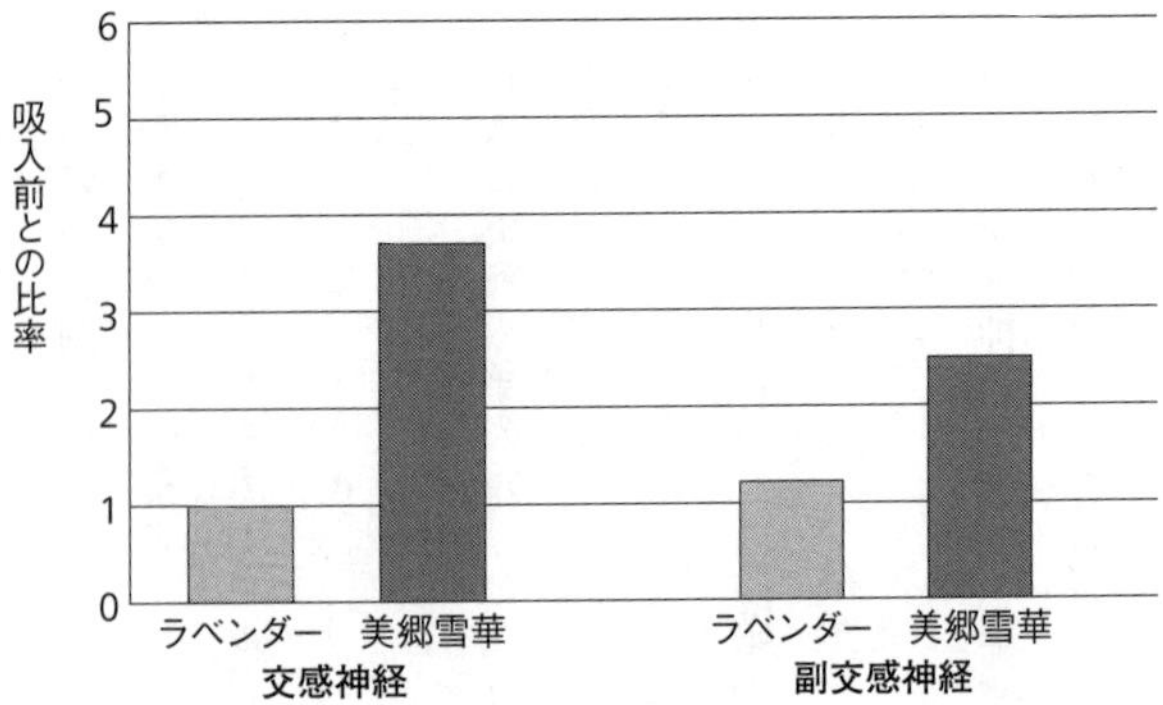

図4–3　真正ラベンダーと美郷雪華の香り曝露による自律神経の活動量

交感神経も副交感神経も活性化しているこの状態は、スポーツなどで最高のパフォーマンスを発揮するのに理想的な「ゾーン」に入った状態に近いと考えられます。

交感神経の働きが高まると気持ちは高揚し、体も活動的になります。しかし、冷静さを失ってミスが増えたり、集中しすぎて視野が狭くなり判断を間違えたりする可能性があります。逆に副交感神経の働きが高まると、リラックスして落ち着くことができますが、闘争心がなくなり、集中力も低下します。

しかし、その両方が活性化されると、集中力が高まり、適度な緊張感があるにもかかわらず、静かな気持ちで自分の感覚だけが研ぎすまされる状態になります。この状態をスポーツの世界では「ゾーンに入る」と表現するわけです。

しかし、そういった理想の状態になりたくても、なかなか意識してなれるものではありません。毎日トレーニングを積んでいるトップアスリートでも、自由自在にゾーンに入れるわけではありません。

この美郷雪華の香りは、ゾーンに入るためのサポートをしてくれるかもしれません。ひとつの香りで両方を活性化するのは珍しいですが、自分の状態をしっかり把握して、交感神経と副交感神経のどちらが優位なのかを感じ取ることができれば、目的に合わせた香りを選ぶことができるようになります。

交感神経が活発になりすぎていると思えば、ラベンダーやベルガモットなどの香りを、逆にもっと交感神経を活性化させたいときは、グレープフルーツやレモングラスなどの香りを使ってみると良いかもしれません。香りの効果を知ることはもちろん大切ですが、自分の体の状態をしっかりと感じ取ることができれば、よりゾーンに入りやすくなるでしょう。

## 前頭葉を活性化するレモングラスの香り

もうひとつ、交感神経を優位にする香りを紹介しましょう。

レモングラスには、レモンという名前がついていますが、柑橘系ではなくイネ科の草です。タイ料理で、少し平べったい緑の細長い葉っぱを見かけたことはないでしょうか。レモングラスはトムヤムクンなどの料理の香りづけに用いられます。

レモンとは親戚でも何でもないのに、レモングラスという名前がついているのは、レモンに似たちょっと酸っぱい爽やかな香りを持つからです。レモンの主要な香り成分は「リモネン」と「シトラール」ですが、レモングラスにはレモンと同じシトラールが多く含まれています。

レモングラスの香りは交感神経を優位にするといわれていますが、実際に脳に対してどのような影響を与えるのでしょうか。

私たちは10名の人に協力してもらい、ラベンダー、レモングラス、グレープフルーツのそれぞれの香りの脳活動への影響を、NIRSを用いて調べました。

測定の結果、ラベンダーの香りを嗅いだあとは、前頭葉の活動が抑制されることが分かりました。ストレスや睡眠に効果があるのは、このような前頭葉の働きを抑えることも関係しているのかもしれません。

一方、レモングラスやグレープフルーツの香りを嗅いだあとは、前頭葉の活動が高まりました。

NIRSの測定は香りを嗅いでから30〜60秒後の状態を見ています。香りの効果はこんなふうに短時間で脳に現れることが、この研究で実感できました。

前頭葉が活性化すると、意欲や集中力が高まります。たとえば、大切なプレゼンや重要な仕事の前に、レモングラスやグレープフルーツの香りをさっと嗅ぐことで、より能力を発揮することができるでしょう。

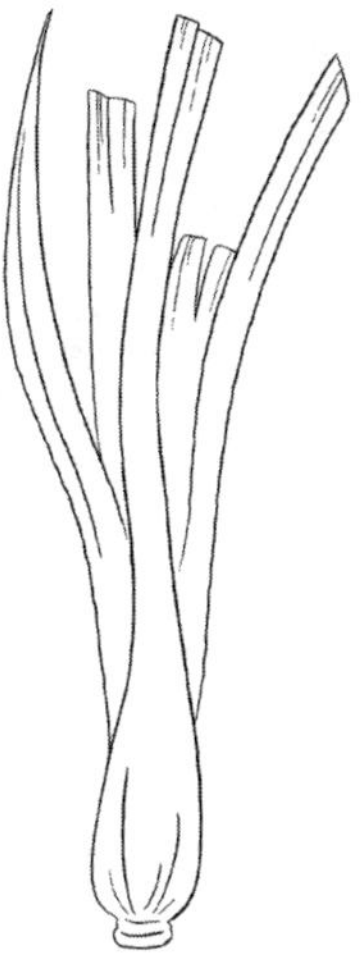

図4−4　レモングラス／イネ科の多年草。熱帯・亜熱帯地方の湿地で香料用に栽培されている。葉全体にレモンに似た香りを持つ

この効果を社会のいろいろな場面で取り入れられないか、企業の人と話したことがあります。

たとえば、車の運転手の近くにレモングラスの香りを噴霧する装置をつけて、運転手の目の動きや体温などをトラッキングし、運転手が眠気を感じたり集中力が欠けたりした瞬間に、プシュッと出してやれば、目が覚めて脳をリフレッシュさせ、事故を未然に防ぐことができるかもしれません。

ほかにも、こすったらレモングラスの香りがする消しゴムがあれば、勉強に集中できるのではないか、なんて思ったりもしていますが、実現には至っていません。

そういった商品ができるまでは、各自工夫して、香りの効果を味方につけてみてください。

## 植物の香りで認知症対策

脳の働きと関係が深い病気が認知症です。

認知という言葉はあまり日常では使いませんが、何かを認識したり理解したりする心の働き全般を指します。認知症は脳の認知機能が障害を受ける病気です。うまく記憶できなくなる症状が有名ですが、それだけでなく物事の理解や判断ができなくなったり、時間や場所が分からなくなったりもします。認知症になる原因はいくつかありますが、その中で認知症全体の約6割以上を占めるのが「アルツハイマー型認知症」です。アルツハイマー型認知症では脳の神経細胞が次第に失われていき、徐々に症状が進行していきます。

現在のところ、アルツハイマー型認知症の原因は不明で、根治する方法はありません。

しかしながら、薬や患者さんとの接し方や日常生活の工夫で、進行を遅らせることはできます。

アルツハイマー型認知症の症状が現れ始めるのは、60歳以降です。心配するのはまだ先のこと……と思っている人も、アルツハイマー型認知症の原因と考えられているアミロイドβタンパク質は40代から溜まり始めると言われているので要注意です。発症を予防するには、十分な睡眠をとり、健康的な食事をとることや、適度な運動が必要です。また、脳トレなどで脳の前頭葉を活性化させることも認知症の発症予防や進行防止に効果があると言われています。

前節で紹介した私たちの研究では、レモングラスの香りが脳の前頭葉の血流を増やすことが分かりました。

逆に認知症の患者では、前頭葉の脳血流が低下していることが分かっています。それならば、香りで前頭葉の血流を増やすことで、認知症の症状の改善を行うことができるかもしれません。

2014年に私たちは介護老人施設の協力を得て、レモングラスの香りが認知症の要介護者にどのような影響を及ぼすかの臨床試験を行いました。対象者は27名で、平均年齢は約83歳です。香りの散布に利用したのは市販の超音波式加湿器です。これは、実際の利用者が家庭などの日常の場で用いることを想定しているためです。

利用者の方が集まる食堂で、毎日昼間の2時間、合計16週間の香りの散布を行った結果、3か月目には記憶などの知的機能、怒りっぽさなどの感情機能、ひとりでトイレに行くなどの運動機能、自発性に改善傾向がみられました。

協力していただいた施設のスタッフからは、レモングラスの香りで認知症の方の意欲が高まり、活動的になって食欲が増したという話も聞きました。食べ残しも少なくなったそうです。また、寝つきがよくなり睡眠にまつわる症状が改善したことも分かりました。レモングラスは脳を活性化する香りですが、昼間にしっかりと脳が活性化したことで、夜はゆっくり休むことができたのだろうと考えられます。

先にも述べたように、認知症は現在のところ、進行を遅らせる薬はあっても根治できる治療法がありません。運動や食事や人とのコミュニケーションなど、複数のアプローチが症状を改善させる可能性が報告されています。

このような香りによるアプローチは、本人や介助者の負担が少なく、比較的気軽に取り入れられます。トレーニングという感じもせず、心地よい香りに包まれて過ごすのは、患者だけでなく介護者にとっても有益でしょう。

昼間は前頭葉を活性化させる香りを嗅いでもらい、夜は睡眠の質を高める香りを嗅いでもらうと、脳の健康を保つことができます。また、認知症患者は、以前できていたことができなくなるため、気分が落ち込むうつ状態になることがあります。これに関しても第三章で紹介したような香りによってサポートできる可能性があります。

また認知症は、記憶力が低下するだけでなく、意欲が湧かなくなったり、気分が落ち着かなくなったり、睡眠の質が悪くなったりと、その症状は多岐にわたります。精油を使ってトレーニングをすれば、嗅覚が回復することによる脳への刺激効果と、精油の成分が脳に与える効果の両方の恩恵を得ることが期待できます。

## 匂いを感じないのは認知症の前兆かもしれない

ここまで見てきたように、脳の働きと香りは密接に関連しています。香り分子は嗅覚受容体を介して、脳の神経細胞に働きかけるからです。

近年の研究では、嗅覚障害と認知症に強い関連があることが示されています。

嗅覚は加齢によって衰えていきます。嗅覚が著しく低下してしまうと、生活の質が大きく下がります。匂いを感じられなければ、食べ物や飲み物の美味しさは損なわれてしまいますよね。それだけでなく、食べ物の腐敗やガス漏れ、何かが焦げる匂いなど、本来なら匂いで感知できるリスクのある状況に気づくことができません。

嗅覚障害の原因は加齢以外にも、鼻炎やウイルスなどいろいろありますが、アルツハイマー型認知症と嗅覚障害が深い関連があることが分かっています。アルツハイマー型認知症の人は、同時に嗅覚障害もあることが多いのです。

アルツハイマー型認知症の嗅覚障害は、認知症の症状より前に現れるため、早期診断の指標になるのではないかと注目されています。根治が難しいからこそ、できるだけ早期に発見して、悪化するのを防いだり、進行を遅らせたりすることが重要なのです。

なぜアルツハイマー型認知症と嗅覚障害が関連しているのかについては、複数の説が唱えられており、まだはっきりとしたことは分かりませんが、匂いを感じる経路と脳の働きの関係が深いということは言えるでしょう。アルツハイマー型認知症のほかにも、高齢者に多い脳の病気であるパーキンソン病でも嗅覚障害が起こりやすいことが分かっています。

嗅覚障害は認知症やパーキンソン病以外でも、慢性副鼻腔炎《ふくびくうえん》、風邪、アレルギー性鼻炎などでも起こりますので、匂いが感じられないからといってすぐに認知症の可能性を心配する必要はありません。しかし、高齢の方で風邪も引いていないのに匂いを感じられないという場合は、自分の行動や記憶を周りの人に確認して、専門の機関に相談すると良いかもしれません。

障害を受けた嗅覚は、トレーニングによってある程度取り戻せます。脳の神経細胞は一度死んでしまうと再生しないものがほとんどですが、香りの情報を伝える嗅神経細胞は、神経細胞の仲間なのに、非常に高い再生能力を持っています。香りを嗅いで刺激を与えることで、一度はなくなってしまった嗅神経細胞が再生し、香りを感じられるようになるのではないかと考えられています。

香りの情報は脳に伝わって、脳に刺激を与えます。嗅覚が障害されていると、さまざまな香りに接しても脳がまったく刺激を受けない状態になります。嗅覚が取り戻されたら、脳にとっても良い効果が現れる可能性があります。また、香りの情報経路は記憶を司る脳の部位「海馬《かいば》」にも直結しています。

嗅覚トレーニングでは、複数の精油を嗅いで嗅覚を刺激します。認知症予防の一環として、意識していろいろな香りを嗅ぐことで、脳に良い刺激を与えることを心がけるとよいでしょう。

まとめ

◉脳を活性化し、意欲や集中力を高める香り
レモングラス、グレープフルーツ
◉集中力、記憶力を高める香り
ローズマリー

注

★1 Moss M et. al., "Modulation of congnitive performance and mood by aromas of peppermint and ylang-ylang." *International Journal of Neuroscience*, 2008, 118:1, 59-77

★2 Filiptsova O.V et. al., "The effect of the essential oils of lavender and rosemary on the human short-term memory." *Alexandria Journal of Medicine*, 2018, 54:1, 41-44

## コラム❹ 香りと記憶の関係

バラの香りを睡眠中に嗅ぐと記憶力がアップした——そんな研究が2007年の*Science*誌に発表されています。ちなみに、*Science*は自然科学分野の研究で*Nature*と並んでもっとも権威のある科学誌のひとつです。

18人の実験参加者は、バラの香りがする部屋でコンピュータ画面に配置された15種類のカードを覚えます。その後、眠っている間にバラの香りを嗅がせて、翌朝どれだけ覚えていたのかテストをすると、香りを嗅がせなかった場合に比べて正解率が上昇しました。

この実験のポイントは、15種類のカードを覚えているときにバラの香りを嗅いでいることです。香りなしの部屋で学習をした人は、眠っている間にバラの香りを嗅がせても正解率の上昇は見られなかったからです。

いったい何が起きたのでしょうか。

これは香りと記憶が密接に結びついていることを意味しています。香りを嗅いだことがきっかけとなって、忘れていた記憶が鮮やかに蘇ったという経験をしたことはないでしょうか。

私たちの脳は睡眠中に、記憶の固定化を行っていると考えられています。起床時に覚えたことをもう一度再生して、その記憶を記録する神経細胞のつながりを強化しているのです。記憶というのは思い出せば思い出すほど強化されます。この実験の参加者の脳では、15枚のカードの配置の記憶とバラの香りの記憶がセットで結びついているはずです。そのため、バラの香りで脳を刺激すると、15枚のカードの記憶が蘇ります。寝ている間に記憶を思い出したおかげで、朝になってより強く覚えていたのでしょう。

この研究グループの目的は、眠っている間に記憶が固定化されている過程を調べることだったので、香りの種類による違いについては調べていません。さらにこの研究で使ったのはバラの精油ではなく、バラの代表的な香り成分であるフェニルエチルアルコールを希釈《きしゃく》したものでした。

この研究結果は、バラの香りだけではなくほかの香りでも応用できそうです。むしろ、いろいろなことを記憶しようと思ったら、さまざまな香りを用いる必要があるかもしれません。

どうしても覚えたいことがあるときは、香りを嗅ぎながら覚えたり、睡眠中にその香りを嗅げるようにしておけば、記憶の定着が助けられるかもしれません。また、思い出したいときに同じ香りを嗅げば、思い出しやすくなりそうです。

# 第五章 食欲を調節する香り

## 食欲を抑える「良い香り」を探して

ここまでの章で、香りが脳や体に与えるさまざまな影響を紹介してきました。第五章で紹介するのは、食欲を調節する香りです。香りは心を落ちつけることや脳の機能を高めることだけでなく、食欲にも影響を及ぼすのです。

「それは当たり前でしょう」と素早く思えたあなたは、頭が柔らかい方ですね。ラベンダーのような花の香りを思い浮かべていたら、一瞬、日常生活で私たちが食べ物の香りを楽しみながら食事をしていることを忘れてしまいそうになりませんか?

ある食べ物を「食べたい」と思うかどうかに、香りは大きく影響しています。見た目も大事ですが、匂いはもっと重要です。いくらおいしそうな見た目でも、腐った臭いがしていたら食べる気は起きません。

おいしそうな匂いを嗅ぐと食欲が湧いてきます。食べ物の匂いが漂ってきて、途端にお腹が減っていることを感じたり、おいしそうな匂いに惹かれてふらふらとお店に入ったりお土産を買ったりしたこともあるでしょう。焼き菓子の香りづけにバニラオイルが使われますし、お菓子や加工食品の嗜好性《しこう》を高めるために香料が使われることもよくあります。

今から10年ほど前、私たちは食欲を調節する脳の仕組みを研究していました。現代社会では肥満が大きな問題となっています。研究によって肥満を引き起こすメカニズムが解明できれば、糖尿病や高血圧などの治療法の開発に役立てることができるのではないかと考えたのです。

そのような背景もあって、私たちは香りと食欲の関係についても研究をしました。特に、肥満の予防や改善に役立つ香りがないかと探索したのです。

食欲を抑える香りがあるかどうか。これもまた、頭の柔らかい人なら「いくらでもある」と答えるでしょう。私たちは経験的に、吐き気をもよおすような不快な臭いを嗅げば、食欲は抑えられてしまうことを知っています。不快だと感じられる臭いを発するものの多くは、私たちにとって食べると害になるようなものばかりです。腐敗した臭い、硫黄の臭い、ツンとした刺激臭などです。そういった臭いを嗅ぐと食欲が湧かなくなるのは、体の害になるようなものを食べないための人体の防御反応です。

東南アジアで食されている果物ドリアンは、見た目はおいしそうに見えます。なめらかな粘り気があり、濃厚なジェラートのような感じです。しかし、ドリアンは強烈な臭いがすることで有名です。どのような臭いかというと、玉ねぎの腐敗したような臭い……といっても実際に腐らせたことがある人は少ないと思いますので、もっと身近な例にたとえると、ガス漏れに気がつくように都市ガスにつけられている臭いです（ガスに人工的に臭いがつけられています）。その成分の名前は「エタンチオール」。硫黄化合物のひとつで、2015年に世界一臭《くさ》い物質としてギネスブックに認定されました。

食べ慣れていない多くの人は、この強い臭いのせいでドリアンを食べる気がしなくなってしまいます（しかし、味は果物の王様と呼ばれるほど美味なので、一度食べたら好きになる人も多いそうです）。

このように、不快な臭いを嗅げば食欲が失せることは誰でも知っていますが、不快な臭いをわざわざ嗅ぎたいという人はいないでしょう。たとえそれがダイエットのためだったとしても、そんな苦行は誰もしたくないと思います。健康にも良くなさそうです。

私たちが見つけたかったのは、食欲を抑える「良い香り」です。

## グレープフルーツの香りが食欲を抑える

2005年に大阪大学と新潟大学の研究グループが、ラットにグレープフルーツの精油を嗅がせた実験を行った結果を論文で発表しています。[*1] 週に3回15分間グレープフルーツの香りを嗅がせたラットは、エサを食べる量が減って、体重も減少しました。また、ラベンダーの香りを嗅がせたラットは、食欲が増進し、体重も増加しました。

ここまでの章で何度か登場したグレープフルーツの香りは、交感神経を優位にする働きがあることで知られています。また、ラベンダーの香りは逆に副交感神経を優位にします。研究者らはこの実験で、ラットの交感神経と副交感神経の電気活動も測定しており、グレープフルーツの香りが交感神経の電気活動を上昇させ、副交感神経の活動を低下させることも確かめています。

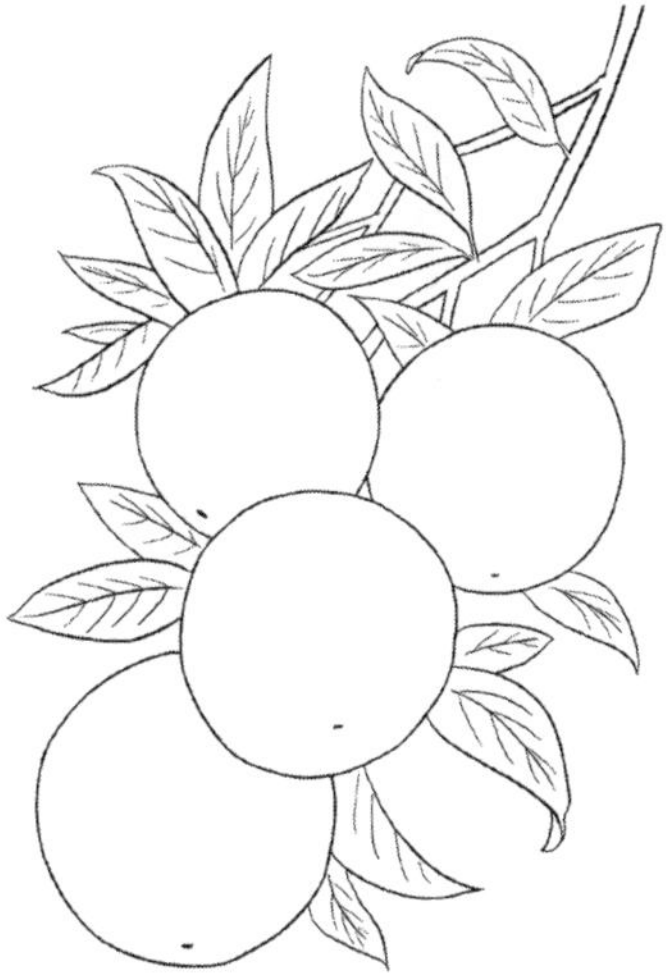
図5–1　グレープフルーツ／ミカン科の高木。ブドウのようにひとつの枝に多数の実がつくことからこの名があると言われる

交感神経の活動が高まると、脂肪細胞という細胞に溜め込まれていた脂肪が分解されます。体温も上がり、血圧も上がります。副交感神経の活動が高まると、その逆のことが起こります。また、胃の活動は副交感神経によって支配されているため、交感神経の活動が高まると、副交感神経の活動が抑

制され、胃の活動も減少します。

このような交感神経と副交感神経の働きを変えることで、グレープフルーツとラベンダーの香りが、ラットの食欲や体重に影響を及ぼしたのではないかと著者たちは述べています。

## 食欲を調節する脳　視床下部

このような先行研究を参考にしながら、私たちは香りを嗅いだときに、ラットの脳内で何が起きているのかを調べることにしました。

食欲は脳の「視床下部」という部位が中心になって調節を行っています（図5-2）。視床下部は脳の奥深くにある小さな部位で、自律神経の調節を担当しています。進化の系統的には古い脳領域で、摂食行動、性行動、睡眠といった本能に関係する行動に関係している部位です。

この視床下部には満腹中枢と呼ばれる部位と摂食中枢と呼ばれる部位があります。動物実験で満腹中枢を壊すと、満腹を感じられなくなるため肥満体になってしまいます。逆に、摂食中枢を壊すと食欲がなくなり、痩《や》せてしまうことが分かっています。これらの中枢は、ほかの脳部位とも連絡を取り合っています。

また、血糖値が上昇すると刺激されて食欲を抑制します。逆に摂食中枢は血糖値が低下するとほかの脳部位と連絡を取り合っています。

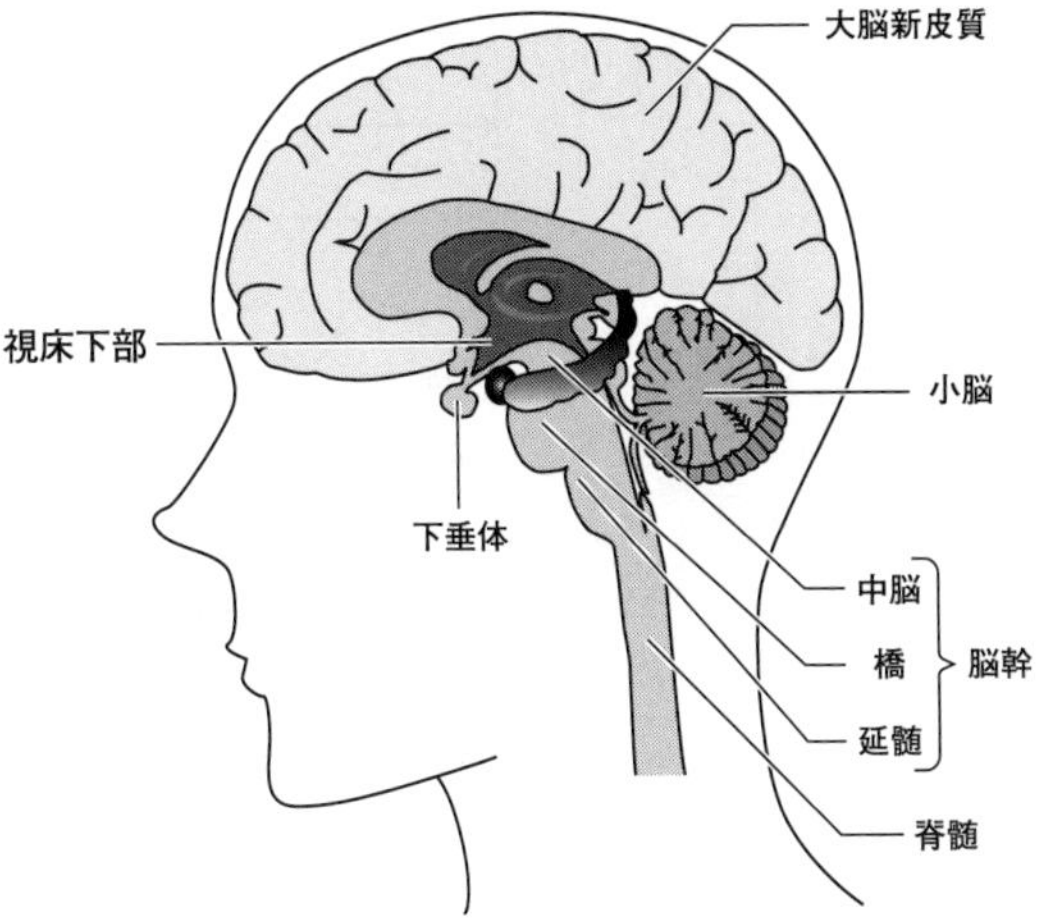

図5–2　脳の構造

私たちは、動物用のMRI装置を用いて、ラットのfMRI測定実験を行いました。MRIは強い磁気と電磁波を使って体内を撮影できる装置です。MRIは体の構造を撮影できるだけですが、fMRIは同じ装置を使って脳の中の血流変化、つまり脳のどの部位が活動しているかを見ることができます。

MRIは動くと測定できないため、動物に対して行うときは、麻酔をかけた状態で測定します。しかし、味の素中央研究所の鳥居邦夫氏が、麻酔をかけなくても測定できる動物用のMRI装置を開発していて、その方法を使わせてもらうことで貴重なデータを測定できました。[★2]

ラットに嗅がせたのは、ペパーミント、ラベンダー、プチグレン、ティートリー、レモン、ローマンカモミール、ジンジャー、シナモンの8種類です。

視床下部の摂食中枢（LH）と満腹中枢（VMH）の脳活動の変化を見た結果を図5-3に示します。棒グラフは活動が高まった割合を示しています。すべての香りが摂食中枢の活動を高めていますが、満腹中枢のほうは全体的に脳の応答が低く、ローマンカモミールとジンジャーには脳血流の変化が見られませんでした。

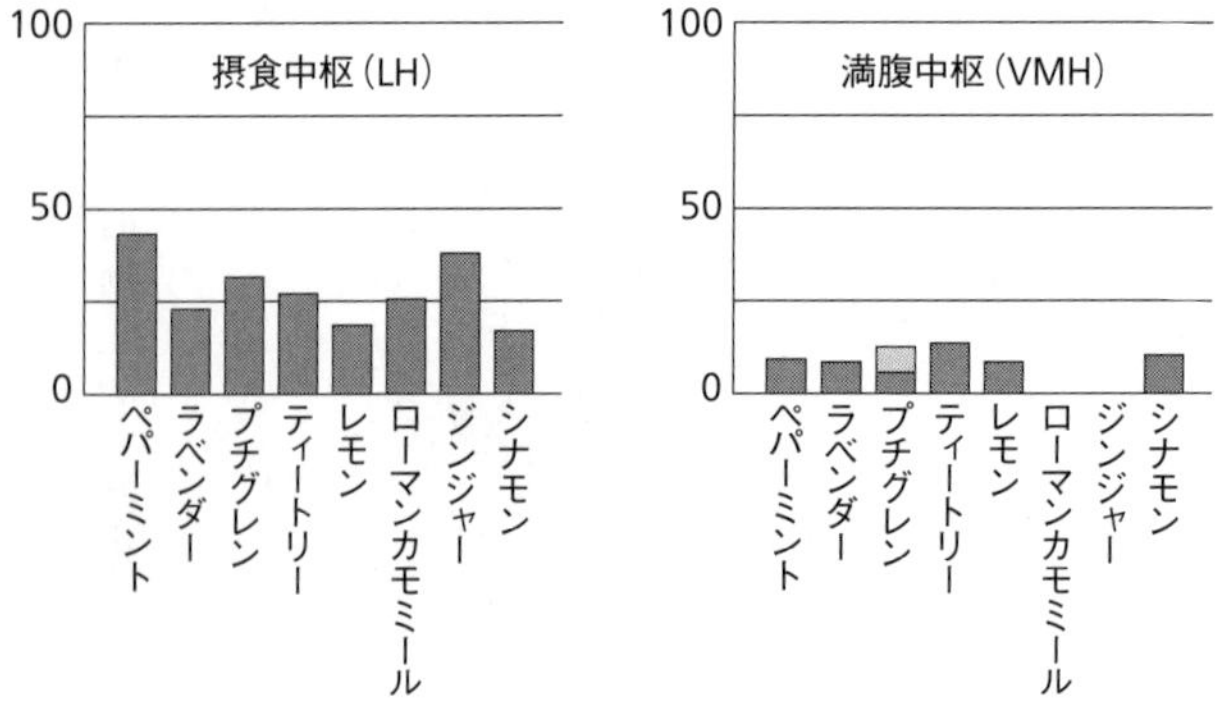


図5-3　精油の曝露による視床下部の摂食中枢（LH）と満腹中枢（VMH）の脳活動の変化

摂食中枢の応答が特に大きかったのはペパーミントとジンジャーですが、どちらも私たちの日常生活でよく利用する香りです。ガムなどに入っているペパーミントや、中華料理などで香りづけに使われるジンジャー（ショウガ）は、夏バテをしているときにも食欲を取り戻してくれる香りとして馴染み深いものです。

食欲を抑制する香りを探していたのに、食欲を増強する香りが実験的にも確かめられてしまいました。

しかしこれは、ある意味納得できる結果です。動物の生態を考えると、食欲を抑制するよりも、食欲を増進させるほうが重要だからです。野生の環境下では、食物を十分に手に入れることはできません。常に飢餓のリスクを抱えています。太りすぎて困るから食欲を抑えたいという悩みを抱えているのは、人間か、人間に飼われているペットくらいのものです（ペット自身は悩んではいないでしょうが）。

では、食欲を湧かせる香りに使い道はないかというと、そうではありません。病気や加齢によって食欲が湧かない人や、摂食障害になってものを食べられなくなった人に対して、香りでアプローチすることは有効です。

たとえば、乳がん患者に対して、ジンジャー精油の香りを吸入してもらうことで食欲減退を改善させたという報告[★3]や、ペパーミント精油の香りで吐き気や嘔吐《おうと》、食欲不振の症状を改善する可能性を示唆した研究[★4]もあります。

私たちが生活の知恵として用いていた香りの効果も、科学的な裏付けが蓄積されていくことで、医療への応用や、幅広い場面での利用が試みられていくことでしょう。

## イチゴの香りで満腹になる？

植物のことをよく知っているのは農家さんです。あるとき知り合いの農家さんに、食欲に影響を与える香りはありませんか？　と尋ねてみたことがあります。

そうすると、「ありますよ」と言うのです。

それは、イチゴの香りでした。

その人は、ビニールハウスでイチゴを栽培しているのですが、イチゴを収穫するときは朝から作業して昼を過ぎてもお腹が空かないそうです。農家の作業は朝早くから始まって、結構な重労働です。普通ならお腹が空かないということはありません。その人だけでなく、一緒に作業している人たちみんなが同じ状態になるそうです。放っておくと夕方まで何も食べずに作業をしてしまうので、昼の時間になったら半ば強制的に作業を中断して、みんなでビニールハウスの外に出て、お昼ご飯を食べるそうです。

イチゴの香りが満腹中枢を刺激するのだとしたら、これは面白いなと思ったのですが、そのときは測定できる装置がなかったため、残念ながら実験で確かめることはできていません。

さて、本当に食欲を抑える香りはないのでしょうか。アメリカの大学で96人の女子学生に参加してもらって行われた研究を紹介します[★5]

女子学生たちを、①何も嗅がない人たち、②バニラの甘い香りを嗅ぐ人たち、③グレープフルーツやミントやレモンなどを嗅ぐ人たちの3つのグループに分けました。そして、香りを嗅いで、チョコレートの写真を見せ、チョコレートへの欲求がどのくらい強いのかを答えてもらいました。その結果、バニラの香りを嗅いだグループはチョコレートに対する欲求が高まり、逆にフレッシュな香りを嗅いだグループはチョコレートに対する欲求が抑制されました。

興味深い結果ですが、果たしてこれがダイエットの助けになるかどうか気になる人は、試してみるといいかもしれません。チョコレートを目の前に置いて試しているうちに、何回かに1回はパクッと食べてしまいそうですが……。

## 健康的な食行動は健康的な脳から

ヒトも含めて動物の体重は、一定の値になるように脳によって調節されています。そんなことはない、放って置いたらどんどん増量すると抗議したくなる人もいるかもしれませんが、そんな人は逆に、いろいろ努力してもなかなか痩せないことを思い出してみてください。1日食べるのを我慢したり、激しく運動したりして、少し体重が減ったとしても、またすぐに戻ってしまいませんか。

体にとってエネルギーが枯渇することは死を意味します。そのため、エネルギーの管理は最重要事項です。摂取エネルギーが少なければ、消費エネルギーを節約して何とかやりくりしようとします。つまり、代謝が悪くなり、痩せにくくなります。痩せたくて食べるのを我慢しているのに、体のほうは痩せないようにせっせと節約をしてしまうなんて、何とも皮肉な仕組みです。

使えるエネルギーが足りなければ、「リストラ」も起こります。過度な食事制限によるダイエットで、女性の生理が止まってしまうことがありますが、それは生殖のために使うエネルギーを節約しているからです。これは合理的な判断といえます。あえて擬人的な表現をすると、太古から引き継がれてきたヒトの遺伝子は、今の私たちのように、いつでも食物を手に入れられる環境にあって、それなのにあえて食べずに我慢している状況があるなんて想像もできません。食べる量が少ないということは、子どもを産んでも健康的に育てられる環境ではないと判断して、生殖のための機能を一時的にストップしてしまうのです。

脳は体内のエネルギーを常にモニタリングしています。足りなくなれば食欲を湧かせて、私たちを食行動に駆り立てます。逆に足りていれば満腹のサインを出して、もう食べたくないと私たちに思わせて食べることをやめさせます。

このような仕組みが正しく働いている限り、私たちは太り過ぎに悩むことはなかったはずですが、人間たちの飽くなき食への欲求と好奇心が生み出した現代の食文化とそれによって生まれた多くの食べ物は、食欲調整の仕組みが作られたころよりも、高い栄養価を持ち効率的に摂取できるため、昔ながらの調節機構ではどうしても過剰に摂取してしまいがちです。

また、生活の様式も大きく変わりました。狩猟採集や農耕の暮らしと比べて、体を動かすことのない仕事を長時間にわたって行っている人が増えています。夜も活動できるため、睡眠時間も短くなり、常にストレスにさらされている状態の人も多いでしょう。

私たちの体は常に飢餓に対して備えてきましたが、飽食に対する備えはほとんどありません。太りすぎはさまざまな病気を引き起こす原因になってしまいます。

そんな時代で香りが最も貢献できることは、直接食欲を抑制することよりも、ストレスを減らし、睡眠の質を高め、脳を活性化したり休めたりする助けになることかもしれません。

ダイエットとは、欲求との戦いです。強い意志で食べたいものを我慢し、億劫な運動を継続し、減量を成し遂げる人もいますが、そんな人はほんのわずかです。

意志の力を発揮するには、それだけ脳のエネルギーが必要になります。しかしそんなエネルギーは、毎日の仕事やプライベートで大量の判断や処理を行い疲れ切った私たちの脳には残っていません。意志を発揮する力がゼロどころかマイナスになって、ストレス解消のために食べすぎたり、お酒を飲みすぎたりしてしまう人も多いでしょう。もしも1年間、ダイエットだけに専念していいとしたら、その成功率はかなり上がるはずです。仕事をしなくていいのなら、毎日運動することも、健康的な食事を作って食べることも、ストレスで甘いお菓子をやけ食いすることもないからです。

脳が健やかであれば、自然の欲求に従って過ごすだけで、本来あるべき体重になっていくはずです。
食欲を抑える香りにももちろん注目しつつ、まずは香りを楽しんでリラックスし、ストレスを減らすことが、香りダイエットのコツかもしれません。

**まとめ**

**◉食欲を増進させる香り**
ラベンダー、ジンジャー、ペパーミント

**◉食欲を抑制する香り**
グレープフルーツ

**注**

★1 Shena et. al., "Olfactory stimulation with scent of grapefruit oil affects autonomic nerves, lipolysis and appetite in rat." *Neuroscience Letters*, 2005, 380, 289-294

★2 竹ノ谷ほか「ペパーミントおよびジンジャー精油暴露におけるラット視床下部摂食調節ニューロンの組織学的観察」『日本アロマセラピー学会誌』２０２２、21巻1号、40－48

★3 Lua PL, Salihah N, Mazlan N. "Efects of inhaled ginger aromatherapy on chemotherapy-induced nausea and vomiting and health-related quality of life in women with breast cancer." *Complement Ther Med*, 23(3): 396-404. 2015

★4 Jafarimanesh H et al. "The effect of peppermint (Mentha piperita) extract on the severity of nausea, vomiting and anorexia in patients with breast cancer undergoing chemotherapy: A randomized controlled trial." *Integr Cancer Ther*. vol.19, 2020

★5 Firmin et. al. "Effects of olfactory sense on chocolate craving." *Appetite*, 2016, 105, 700-704

## コラム❺日本のアロマセラピーの特徴とその理由

香りを使って治療や病気の予防や健康維持に役立てる方法を「アロマセラピー」といいます。日本語に訳すと芳香療法ですが、アロマセラピーのほうが一般的に良く知られた言葉だと思います。

私たちは昔から植物の香りや抽出物を使って、日々の生活や病気の治療に役立ててきました。それらは今でも民間療法や伝統療法という形で残っています。アロマセラピーという言葉が生まれたのは、それほど昔のことではありません。フランスの化学者ルネ=モーリス・ガットフォセが1937年に『Aromathérapie—les huiles essentielles hormones végétales（アロマセラピー　精油と植物ホルモン）』という著書を出版したのが始まりです。ガットフォセは香料の研究をしており、自ら経営する会社で精油の輸入と合成香料の輸出を行っていました。ある日、実験中に手に火傷《やけど》を負い、とっさに手近にあったラベンダー精油に手を浸したところ傷の治りが早かったことから、精油を医療で利用するための研究を開始し、先述した本の出版に至ったと言われています。

フランスではその流れを汲《く》んで、精油を医療に利用する研究や実践が発展しました。現在でもフランスでは、医師の処方箋によって精油が薬として調剤され、肌につけるだけでなく、カプセルで服用することもあります。

さて、アロマセラピーはガットフォセのもとで学んだ弟子マルグリット・モーリーによってイギリスへ伝わりました。モーリーはアロマセラピーを美容方面に活用できる技術を研究し、精油をほかの植物油で薄めてマッサージに使用する方法を発展させました。モーリーは看護師でした。看護において患者さんのマッサージは、患部の痛みをやわらげ、心を落ち着かせる重要なケアです。そこに精油の効果を取り入れたのです。

日本には、このイギリス流のアロマセラピーが伝わってきました。フランス語より英語のほうが理解しやすかったということもあったでしょう。また、フランスのように精油を医療に取り入れるためには新たな法律が必要でした。その受け皿がなかったため、イギリス流のマッサージやトリートメントに精油を用いるアロマセラピーが広まっていったのです。

現在でも、アロマセラピーと聞くと、医療現場よりもエステやマッサージなど美容の分野を思い浮かべる人のほうが多いでしょうが、本来は植物の力は私たちの心身に影響を及ぼし、医療にも応用できるポテンシャルを十分に秘めています。

しかしながら、医学的エビデンスが少ないまま、それぞれの分野で独自のアロマセラピーが広がっているのが現状です。

そういった状況を踏まえ、1997年に「日本アロマセラピー学会（Japanese Society of Aromatherapy：JSA）」が発足しました。JSAはアロマセラピーを医療に正しく応用するために、臨床医や看護師を中心にして設立された医療従事者の学術団体です。科学的根拠に基づいたメディカルアロマセラピーの確立を目指し、誤った療法による事故の防止や、アロマセラピー医療の社会的認知度を高めることなどを学会設立理念として挙げています。本書の著者のひとり、塩田が初代理事長を務め、現在は名誉終身理事長として学会の発展に力を尽くしています。

コラム②でも述べたように、日本では精油は雑貨という区分で扱われるため、食品や薬のように厳密に品質を管理されることがありません。1980年代後半にはエステブームが起きてアロマセラピーも流行しました。しかしながらその後、品質の良くない精油、もしくは精油に似せた合成香料も出回るようになりました。また、精油の正しい使い方を知らずに、原液のまま皮膚に塗布して皮膚に炎症が起こるといった健康被害も現れました。品質の良い精油であっても、使い方を間違えると大変です。精油の成分は心身に影響を及ぼしますが、それは裏を返せば、間違った使い方をすれば健康を害する恐れがあるということだからです。

アロマセラピーは誰でも簡単に始められる療法です。精油は気軽に購入できますし、吸入や塗布に大掛かりな装置は必要ありません。特に香りに関しては、匂いを嗅ぐだけでいいわけです。だからこそ、正しい知識が広まってほしいと思っています。

# 第六章 医療現場で利用される香り

## 医療の現場で香りが果たす役割

論文検索サイト「PubMed」で「aromatherapy（アロマセラピー）」「sleep（睡眠）」の2つのキーワードを入れて検索すると、たくさんの研究論文が出てきます。その多くは、医療現場で病気治療中の患者に対して、香りで睡眠を改善できないかを試みた研究です。

入院中の患者は日常とは異なる環境で、しかも体も弱っているので、十分な睡眠が取れないことがあります。不眠症になると体力は落ち、精神的にもつらくなります。病気や体の状態によっては、睡眠薬が使えない場合もあります。だからこそ香りの力が期待されるわけです。

日本では本格的に医療現場で香りを取り入れているところはあまりありませんが、今後さらにエビデンスが蓄積していけば、香りの効果がさまざまに活用されるようになるかもしれません。日本アロマセラピー学会の公式サイトには、アロマセラピーを行っている学会認定医療機関も紹介されています。

2017年に発表されたトルコの研究者らの研究[★1]では、集中治療室にいる60人の患者に対して、ラベンダーの香りが睡眠の質を高めることが示されました。

具体的には、研究の参加に同意した60人を30人ずつに分け、片方のグループには通常の治療に加えて15日間ラベンダーの精油の香りを吸入してもらい、もう片方のグループは通常の治療のみを行って15日間過ごしてもらい、睡眠の質と不安のレベルを評価しました。その結果、ラベンダーの香りを吸入したグループの患者は、そうでないグループの患者よりも睡眠の質が高まり、不安のレベルが軽減しました。

ちなみにこの研究の対象になった患者は心臓の病気でしたが、ほかにもがんや血液透析、火傷、認知症、腎臓病、自閉症スペクトラムなど、さまざまな症状での研究が行われ、それぞれで香り（主にラベンダー）が睡眠の質を高めることが示されています。

さらに、医療現場で香りの恩恵を受ける可能性があるのは患者だけではありません。多くの人の命を預かり、大量の業務に追われている医療従事者たちには、強いストレスがかかっています。薬と違って香りは周囲に広がるため、患者の看護や治療に香りを取り入れたときは、香りの療法に携わる医療従事者たちにもその効果は及びます。

研究の中には、香りが看護師のストレスや睡眠に与える影響を調べたものもあります。第一章で紹介したストレスや不安をやわらげる香りは、医療従事者のストレスを減らし、医療の質の向上につながることが期待されます。

ただし、同室のほかの患者にも香りが届きますので、その香りが嫌いな人はいないか、香りが良くない影響を及ぼすことがないかをしっかり見極める必要があります。

これから先、医療現場に香りの効果がもっと取り入れられるようになったとしたら、その使い方についてさまざまな議論が行われていくことでしょう。

## 看護と香りの密接な関係

ここまでの章で、香りのさまざまな効果を紹介しましたが、これらの効果を実際の医療現場に取り入れる試みも始まっています。

たとえば、第一章で紹介したストレスや不安をやわらげる香りは、待合室に満たしておくことで、待っている患者たちをリラックスさせ、少しでも良い状態で治療に臨んでもらうことができるでしょう。また、第二章で紹介した睡眠の質を高める香りは、不眠に苦しむ入院患者の助けになるかもしれません。

あるいは、第三章、第四章で紹介した前頭葉を活性化させる香りは、認知症の予防や進行のスピードを遅らせることに役立つはずです。さらに第五章で紹介した食欲を湧かせる香りは、病気によって食欲を失い、体力が落ちていく患者が食欲を取り戻す手助けができるかもしれません。

「かもしれません」ばかりで、少し頼りないですね。新しい治療法を開発するには、安全性や効果が本当にあるかどうかを確かめるために、研究データを蓄積していく必要があり、精油の医療応用のエビデンスはまだ十分とは言えません。医療現場での臨床データの積み重ねが重要です。そのためには、医療従事者による症例報告を積極的に行っていく必要があるでしょう。

医薬品ほどの強いエビデンスがないながらも、長年の経験的な実績があり、患者に害がなく、患者自身が心地良くなれる香りであれば、できる範囲で実践を行っていくことも重要だと思います。

精油の効果について最も熱心に実践や研究を行っている医療従事者は、看護師たちです。看護師は医師とはまた違う立場から、患者の回復を促していきます。いくら手術をしたり薬を飲んだりしても、よく寝てしっかりと栄養を摂って体を清潔な状態にして体力を回復させないと、病気やけがは治りません。医師だけが頑張っても駄目なのです。

医師は患者の体や患部に治療(キュア)を行いますが、看護師は患者という人間すべてを支援する「ケア」を行います。マッサージや足浴や手浴もケアの一環として行われることが多いため、精油の香りで患者にリラックスしてもらうことや、マッサージのオイルに精油を混ぜて皮膚から精油成分を吸収してさまざまな効果を狙うことも可能です。

ただし、まだ体系的なケアの方法になっているわけではなく、個々の看護師が自主的に勉強して知識を習得し、実践しているのが現状です。基礎研究と医療現場の人々が一丸となって、症状ごとにより効果の高い精油の利用方法が確立されていく必要があります。

## 急増する精油の医学研究

図6-1は、研究論文の検索サイトPubMedで、「aromatherapy（アロマセラピー）」と「essential oil（精油）」の2つのキーワードで検索して出てきた論文を年次別に並べてグラフにしたものです。[★2] アロマセラピーなので、香りの効果だけでなく、マッサージのような皮膚から吸収される効果なども含みます。

このグラフを見ると、2023年時点で3万4000報を越える研究報告があり、ここ10年間で急増していることが分かりました。精油の効果に対する関心の高まりを感じさせられます。

この論文の中からヒトを対象にした研究を抽出すると、581件の報告が見つかりました。特に2019年以降に大きく増加しています。

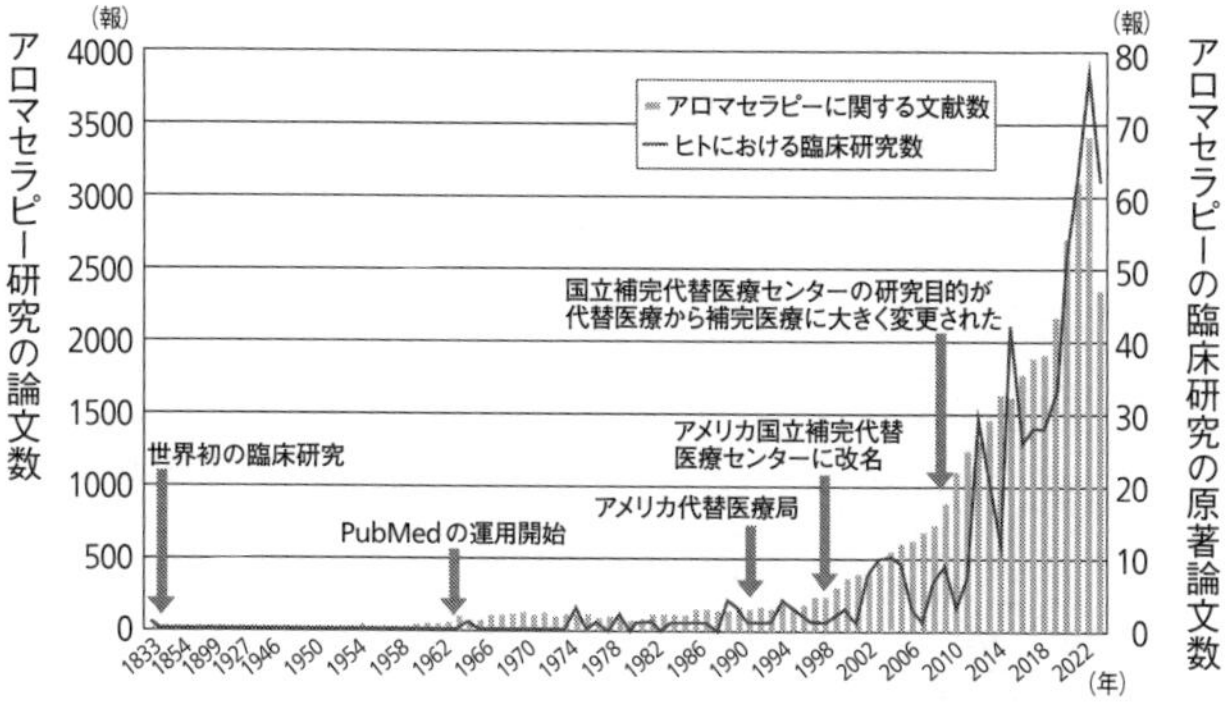


図6–1　研究論文検索サイト（PubMed）におけるアロマセラピー研究数の年次推移

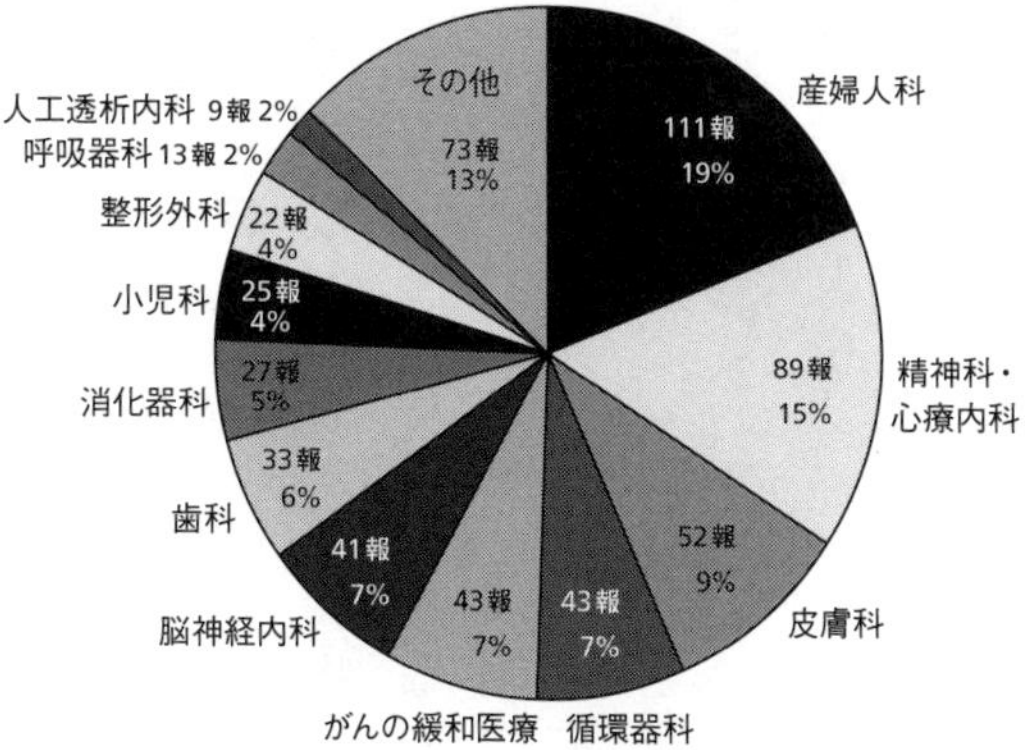


図6–2　メディカルアロマセラピー研究の各医療分野の割合

| 精油名 | 学名 | 論文数 |
|---|---|---|
| ラベンダー | *Lavandula angustifolia* | 259 |
| ローズ | *Rose, Rosa damascena* | 44 |
| ペパーミント | *Mentha x piperita L.* | 39 |
| ティートリー | *Melaleuca alternifolia* | 32 |
| ダイダイ | *Citrus aurantium* | 25 |
| レモン | *Citrus limon* | 24 |
| ローズマリー | *Salvia rosmarinus* | 19 |
| ベルガモット | *Citrus bergamia* | 16 |
| カモミール | *Matricaria chamomilla* | 16 |
| フランキンセンス | *Boswellia* | 8 |
| アロマセラピー全体の臨床研究 | | 581 |

図6–3　精油の種類ごとの臨床研究数（2022年PubMed掲載）

さらに、どの医療分野の研究があるのかを詳しく分析した結果が図6−2です。最も多いのが産婦人科で111報です。第七章で詳しく説明しますが、精油の中には女性ホルモンに似た働きをするものもあり、女性特有の症状の改善に用いるための研究がさまざまに行われています。また、月経、妊娠、更年期障害など、女性のライフステージごとに起こる症状に、経験的にアロマセラピーが実践されてきました。その科学的なエビデンスが蓄積されつつある段階だといえるでしょう。

次に多いのが、精神科・心療内科です。第一章で紹介したようなストレスや不安に対する効果、さらに第二章で紹介した睡眠に対する効果が注目されているのだと思います。

三番目に多いのが皮膚科です。精油を皮膚に塗ったときの効果が多く研究されていました。

では、研究の対象となった精油の種類は何が多かったのでしょうか。最も多かったのはラベンダーです。アロマセラピー全体の臨床研究581報のうち、259報でしたから、圧倒的多数です。もともとラベンダーはアロマセラピーでよく用いられる精油です。さらに、先行研究のデータがあると新たな研究のデータも解釈しやすいため、ますます増加していくのでしょう。ラベンダーに続いて多いのが、ローズ(44報)、ペパーミント(39報)、ティートリー(32報)でした(図6-3)。

## 感染症を防ぐ精油

香りの効果を科学的に検証する難しさについて説明してきましたが、鼻から香りとして取り込むのではなく、皮膚に塗ったときの効果や、口から飲んだときの効果(日本では承認されていませんが、ヨーロッパでは薬として投与することもあります)であれば、ほかの薬と同じように培養細胞で調べたり、二重盲検《もうけん》(コラム⑥参照)で臨床試験を行ったりことができます。そのため、研究も香りの効果よりも、皮膚や消化管から精油の成分を吸収することを想定したものが多い傾向があります。

皮膚や消化管から吸収することを想定した精油の研究から、病気を防いだり、痛みを緩和したりと、医療の現場ですぐに役に立ちそうな効果が多数発見されています。本書は植物の香りがテーマなので、少し脇道に逸れてしまいますが、精油そのものに興味を持ってもらえた人には有用な情報になると思います。

最初に紹介するのは、精油の抗菌・抗ウイルス効果についてです。

これまでの研究から、細菌やウイルスを殺す成分を含む精油がいくつもあることが知られています。もし精油の効能辞典のようなものを見る機会があれば、いくつくらいの精油の説明に「抗菌作用」と書かれているのか、数えてみてください。想像以上に多いのではないでしょうか。

代表的なものを挙げると、ハーブとして料理にも取り入れられているタイム、ローズマリー、バジル、ペパーミント、レモングラス。そして、クスノキの精油に多く含まれるカンファー。これは第四章でも登場しましたが、樟脳とも呼ばれる虫よけの香りです。柑橘系の香りに含まれる成分リモネンにも抗菌活性があります。

なぜ、こんなにもいろいろな植物の精油に抗菌・抗ウイルス作用があるのでしょうか。

それは植物が自分の身を守るためです。植物も生き残るために、病原体と仁義なき戦いを繰り広げていて、抗菌作用を持つ物質を武器として使っているのです。
精油の抗菌・抗ウイルス作用について、これまでに行われた代表的な研究結果をいくつかピックアップしてざっと紹介しておきましょう。

**ローズマリー**
- ヒト免疫不全ウイルス（HIV）の感染抑制効果[★3]
- A型肝炎ウイルスの活性を抑制[★4]
- B型肝炎ウイルスに対して抗ウイルス活性を示す[★5]
- アクネ菌の細胞膜に入り、菌の細胞を損傷させる[★6]

**レモングラス**
- インフルエンザウイルスに対して高い抗ウイルス活性を持つ[★7]

ティートリー

●黄色ブドウ球菌の細胞膜、細胞壁の構造に損傷を与える[★8]

［ティートリーはヒトに対する臨床試験も行われています］

●ニキビ患者119名に5％のティートリー精油を含むゲルを3か月塗布。ニキビ治療薬と同様の抗炎症作用を示した[★9]

●軽度から中等度のフケ患者126名に5％のティートリー精油を含むシャンプーを11回、4週間使用し、頭皮の状態が改善[★10]

●健康な参加者30名に0・2％ティートリー精油を含むマウスウォッシュを1日1回、7日間使用。虫歯の原因菌であるミュータンス連鎖球菌の数や口腔細菌の数が減少した[★11]

●健康な参加者40名に2・5％ティートリー精油を含むゲルを1日2回、歯ブラシで塗布。8週間使用し、歯肉乳頭部の出血と歯肉炎が減少した[★12]

ティートリーの研究例を見ると、精油の抗菌・抗ウイルス効果がどのように応用できる可能性があるのかが分かりますね。

ティートリーはオーストラリアに生育する常緑植物です。ティー（お茶）のトリー（木）

という名前が付いているのは、葉からハーブティーを作って飲まれていたからです。オーストラリアの先住民族アボリジニはティートリーの葉をつぶして患部に塗り、ケガや皮膚の治療に使っていました。

抗菌・抗ウイルス作用があり、人体の免疫系を刺激して体の抵抗力を増進するとも考えられています。皮膚に塗布することで、ニキビ、水虫、シラミ、切り傷、虫刺されなど、さまざまな症状を改善すると期待されていますが、医薬品のような大規模な臨床研究はまだありません。

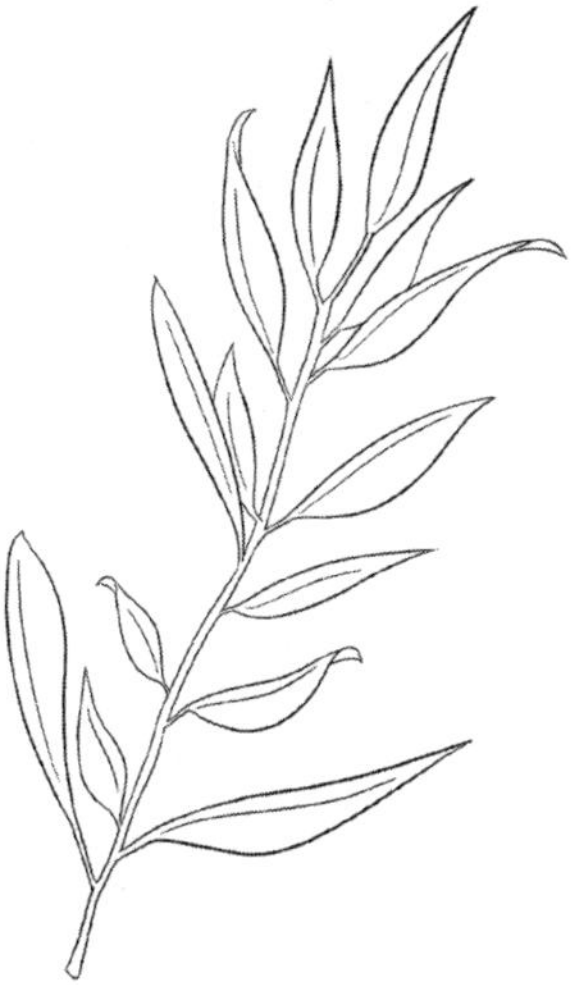

図6–4　ティートリー／フトモモ科の高木。フレッシュで清涼感のある葉の香りが特徴

そういった事情もあって、皮膚科分野で研究が盛んに行われています。図6-3でもティートリーの論文数は32報ありますが、そのうちの半分が皮膚科分野の研究です。

昔ながらの伝統医療にどのようなエビデンスが示されるのか、今後の研究の成果が楽しみな分野です。

## 痛みをやわらげる精油

植物の中には、痛みを緩和させる効果を含む成分を持つものがあります。痛みをやわらげる植物の成分として最も知られている物質は「モルヒネ」でしょう。麻薬の一種で強い依存性があるため、取り扱いや製造に関して法律で規制されています。しかし、強い鎮痛効果を持つため、医療には欠かせません。モルヒネは植物のケシから得られます。

ケシ（図6-5）は、絵だけでは分からないと思いますが、草丈が1メートルを超える大きな植物です。

薬にしても毒にしても麻薬にしても、もともとは植物の成分であるものが多いのです。精油やアロマセラピーと痛みに関する研究は、医療の現場で臨床研究がさまざまに行われています。

アロマセラピーによる痛みの緩和は古くから行われており、伝統医療として現代に受け継がれているものもあります。図6-2を見ると、整形外科領域の研究が22報ありますが、整形外科の領域ではアロマセラピーが補助医療として積極的に取り入れられているのが分かります。

痛みをやわらげる効果を「鎮痛効果」と言います、ひとくちに鎮痛効果と言っても、どういう経路で効いているかはさまざまです。

痛みをやわらげるためのアロマセラピーとしては、精油を入れたオイルで患部をマッサージする、精油を垂らしたお湯で入浴や足浴を行う、香りを嗅ぐといった方法が考えられ、患部の状態や患者さんの状態によって使い分けられます。マッサージや入浴の場合は、香りの効果だけでなく、精油の成分が皮膚を通して直接患部に届き、痛みの元となっている炎症を抑えることが期待できます。直接患部に届くことで炎症を抑えたり、鎮痛効果を発揮したりする精油の成分は、多くの研究から複数分かっています。

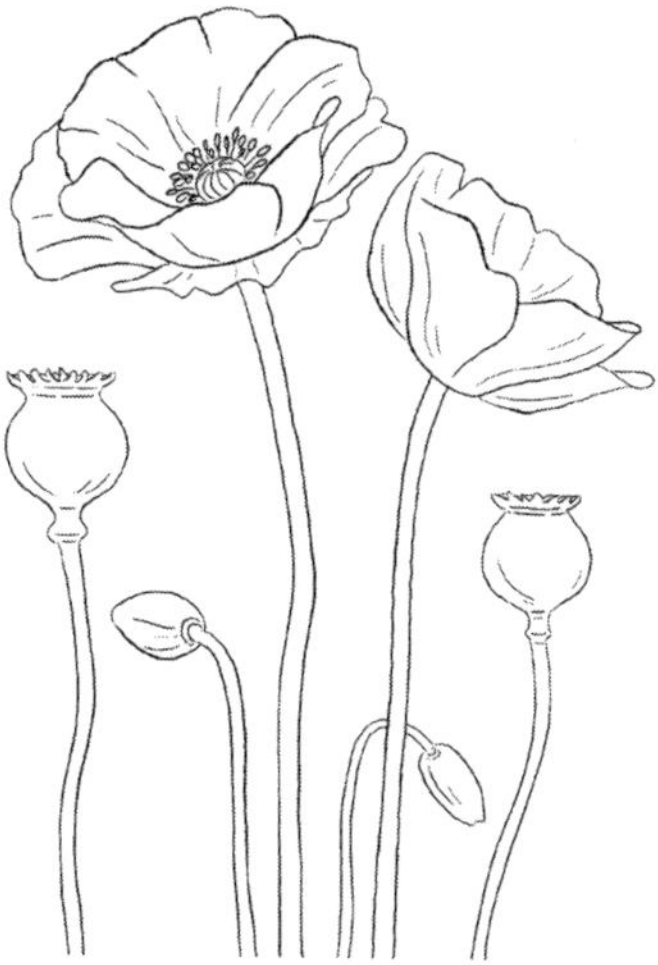

図6–5　ケシ／ケシ科の一年草。「芥子坊主」と呼ばれる未熟果の乳液から採れるアヘンをもとにモルヒネが精製される

精油の鎮痛作用について動物実験で調べた研究を集めて解析したシステマティック・レビューもあります。2015年に発表されたブラジルの

研究では、２００９年から２０１４年までに発表された研究を解析し、31種類の精油に鎮痛効果があると結論づけました。[★13]

　私たちに馴染みのない植物も多いので、全てを紹介することはしませんが、たとえば、レモン、レモングラス、ジンジャーといった植物の精油が、研究で鎮痛効果が示されていました。

　少し前の研究になりますが、整形外科医の千葉直樹氏と一緒に、腕の骨を骨折して手術を行った30名の患者さんに対して、アロマトリートメントを行う研究をしました。[★14]

　トリートメントには、ジンジャー、マジョラム、イランイランの精油各2滴をノンオイルの保湿クリーム15グラムに混ぜたアロマゲルを作成し、そのゲルを用いました。また、術後1週間後からは、あわせて温浴も行いました。

　マジョラム（図6-6）は地中海地方の多年草で、ハーブとしてイタリア料理にもよく使われます。香りはリラックス作用を持つと言われていますが、その成分に鎮痛作用もある植物です。

　研究では、30名の患者さんをランダムに3つのグループに分け、何も行わない（コントロール）、保湿クリームだけでのトリートメント、アロマゲルでのトリートメントを、手術後翌日から2週間まで、1日1回10分間、腕に施しました。

その結果、図6-7に示すように、アロマゲルでトリートメントを行ったグループが最も鎮痛薬の使用回数が少なくなりました。これは精油なしのクリームなしのグループよりも統計的に有意に少ない回数でした。また、同図からはマッサージ単独の効果も見えています。何もしなかったグループよりも、クリームのみでトリートメントをしたグループのほうが鎮痛薬の使用は抑えられています。

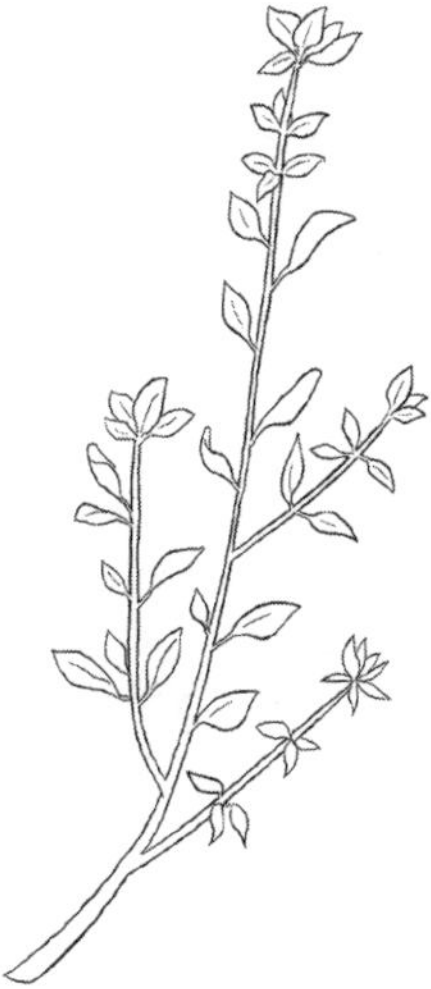
図6-6　マジョラム／シソ科の多年草。草全体に香りと苦みがあり、香辛料としては古代ギリシア、ローマの時代から使われてきた

この研究から、アロマゲルでのトリートメントは、骨折の痛みをやわらげることが示されました。
痛みの緩和が必要なのは整形外科分野だけではありません。2021年に発表された、イランで行われた糖尿病患者に対する臨床試験を紹介します。[*15]
この研究の目的はラベンダーの

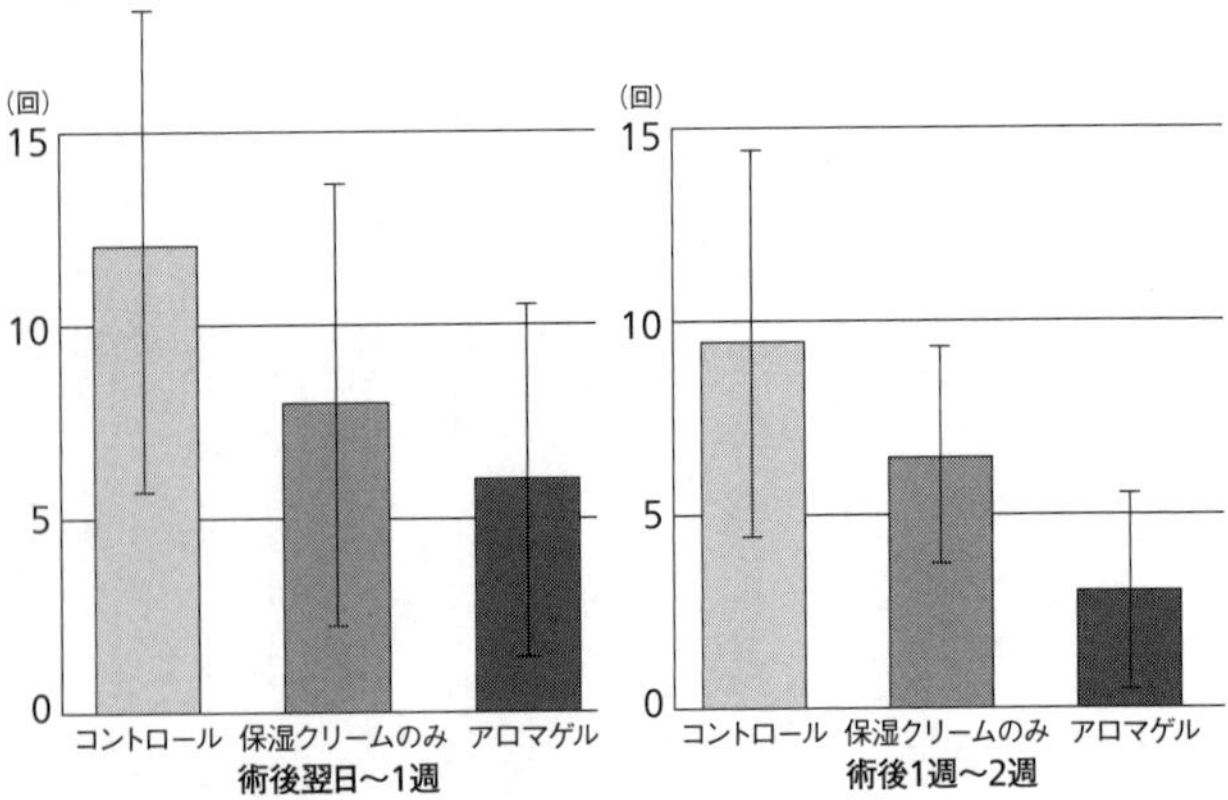


★各期間での鎮痛剤使用の総和
★内服・外用・坐薬・注射は区別せず、全て1回分とした

図6–7　精油を使った骨折患者に対する臨床実験（術後鎮痛薬使用回数）

精油を用いたマッサージが、糖尿病患者の神経性の痛みを軽減するかどうかを調べることです。糖尿病では脚の指や足の裏にぴりぴりした痛みやしびれが生じることが高い頻度で起こります。慢性的な痛みは患者の生活の質（QOL）を下げ、活動低下や睡眠障害を引き起こします。

研究では75人の糖尿病患者を3つのグループに分け、グループ①にはラベンダー精油が3％入ったオイルで、グループ②には精油の入っていないオイルで、1か月間就寝前に10分間の足のマッサージを行いました。グループ③はマッサージを行いませんでした。その結果、ラベンダーオイルを使ったマッサージを行ったグループ①は、ほかのグループと比べて痛みが軽減し、QOLが増加しました。

精油を使ったマッサージはアロマセラピーでよく行われています。マッサージだけでも痛みをやわらげることはできますが、さらにこうしたエビデンスのある精油を併用することで、より効果的なケアを行うことができるようになるでしょう。

## 八重桜「五泉桜」の成分が、がんの腫瘍を小さくする

最後に、日本の植物に着目した研究を紹介します。

日本の人々が開花を心待ちにする桜についての研究です。桜は日本全国あちこちに植えられていて、春になると美しい花を咲かせます。桜の花を愛《め》でるお花見は日本の春の風物詩です。

桜は花だけでなく、葉も私たちの生活と関わりがあります。桜の葉は古くから和菓子の材料として用いられ、ピンクに色を付けた餡《あん》入りの餅に桜の葉の塩漬けを巻いた桜餅が、よく食べられています。

桜の花や葉の成分には、精神を安定させたりリラックスさせたりする作用を持つことや、不眠症や痰《たん》に効果があることが報告されています。また、桜の葉を煮出した抽出液は、

古くから肌荒れ予防に用いられており、皮膚の炎症を抑えたり、メラニンの生成を抑制したりする作用があるという研究結果が報告されています。

私たちは桜の中でも、新潟県五泉《ごせん》市に咲く八重桜「五泉桜」に注目して、その葉の抽出成分を詳しく調べました。[★16] また、その際に、五泉桜の持つ成分をより自然な状態で抽出するために、低温真空抽出法という方法を用いました。そのおかげで、香り成分をより多く含む五泉桜の抽出液を手に入れることができました。

そして、五泉桜の葉の抽出液のヒトの体への作用を、ヒトのがんの培養細胞を使って調べました。すると、がん細胞は通常の培養条件では増殖していきますが、五泉桜の抽出液を入れると増殖が阻害されたのです。また、五泉桜の抽出液は、がん細胞の細胞死を誘導しました。

これらの結果は、五泉桜の葉の抽出物の中に、ヒトのがん細胞に作用する新しい成分が存在することを示しています。がん細胞に直接投与した実験結果ですので、桜餅の葉を食べたからといって、がんに対して効果が期待できるわけではありません。しかしながら、これまで人間が利用していなかった成分が植物から見つかることで、新たな治療薬開発の可能性が広がります。

精油が直接がんを防ぐという研究はまだエビデンスの蓄積が必要ですが、がんの治療に役立つ香りや精油はいろいろあります（前著『〈香り〉はなぜ脳に効くのか』でも紹介しています）。

香りによって不安やストレスを緩和することができますし、眠りの質を高めることもできます。また、がんの痛みは、アロマトリートメントを行うことでやわらげることができます。

日本人のおよそ半分ががんになる現代で、植物の香りができることは、まだまだあるのかもしれません。

まとめ

**◉抗菌・抗ウイルス効果のある精油**

ローズマリー、レモングラス、ティートリー

**◉痛みをやわらげる精油**

ジンジャー、マジョラム、イランイラン、ラベンダー

注


★1 Karadag E. et.al., "Effects of aromatherapy on sleep quality and anxiety of patients." *Nurs Crit Care*, 2017,Mar;22(2),105-112.

★2 茅島綾ほか「メディカルアロマセラピー研究の動向と課題」『獨協医科大学看護学部紀要』2019、Vol.12

★3 Aruoma O I. et al., "An evaluation of the antioxidant and antiviral action of extracts of rosemary and Provençal herbs." *Food Chem Toxicol*, 1996,May;34(5),449-56.

★4 Battistini R. et al., "Antiviral activity of essential oils against Hepatitis A Virus in soft fruits." *Food Environ Virol*, 2019,Mar;11(1),90-95.

★5 Tsukamoto Y. et al., "Rosemarinic acid is a novel inhibitor for Hepatitis B virus replication targeting viral epsilon RNA-polymerase interaction." *PLoS One*, 2018,May,21;13(5),e0197664.

★6 Fu Y. et al., "Investigation of antibacterial activity of rosemary essential oil against Propionibacterium acnes with atomic force microscopy." *Planta Med*, 2007,Oct;73(12),1275-80.

★7 Li X. et al., "Melaleuca alternifolia concentrate inhibits in vitro entry of influenza virus into host cells." *Molecules*, 2013,Aug,9;18(8),9550-66.

★8 Reichling J. et al., "Essential oils of aromatic plants with antibacterial, antifungal, antiviral, and cytotoxic properties--an overview." *Forsch Komplementmed*, 2009,Apr;16(2),79-90.

★9 Bassett B. et al., "A comparative study of tea-tree oil versus benzoylperoxide in the treatment of acne." *Med J Aust*, 1990,Oct,15;153(8),455-8.

*10 Satchell A C. et al., "Treatment of dandruff with 5% tea tree oil shampoo." *J Am Acad Dermatol*, 2002,Dec;47(6),852-5.

*11 Groppo F C. et al., "Antimicrobial activity of garlic, tea tree oil, and chlorhexidine against oral microorganisms." *Int Dent J*, 2002,Dec;52(6),433-7.

*12 Soukoulis S. et al., "The effects of a tea tree oil-containing gel on plaque and chronic gingivitis." *Aust Dent J*, 2004,Jun;49(2),78-83.

*13 Sarmento-Neto JF et.al., "Potential of Essential Oils." *Molecules*, 2016 Jan:21(1):20

*14 千葉直樹ほか「疼痛に対する精油の経皮的消炎鎮痛作用について～ＰＡＭ装置を用いたRandall Selitto法による動物実験～」『日本アロマセラピー学会誌』２０１３、12（１）、12-19

*15 Rivaz M et. al., "The effects of aromatherapy massage with lavender essential oil on neuropathic pain and quality of life in diabetic patients: A randomized clinical trial." *Complement Ther Clin Pract*, 2021,Aug;44:101430.

*16 Shibato J et. al., "Towards identification of bioactive compounds in cold vacuum extracted double cherry blossom (Gosen-Sakura) leaves." *Plant Signal Behav*, 2019; 14(10): e1644594.

## コラム❻ 香りの効果のエビデンスが得にくい理由

新薬や新しい治療法を開発するときは、培養細胞や動物実験で効果を検証し、最終的にはヒトに対して試験を行って、その薬や治療法の効果や副作用などを調べます。このようなヒトに対して行われる試験のことを「臨床試験」と言います。その中でも特に、新薬開発のための臨床試験を「治験」といいます。

多くの臨床試験では、調べたい薬や治療法の効果を客観的に評価するために、偽薬（プラセボ）を使って、研究対象の薬を飲んだのか、それとも比較するために用意された人体に特に変わった効果を起こさないプラセボを飲んだのか、試験に参加している本人が分からないようにします。自分が薬を飲んだのか飲んでいないのかが分かってしまうと、その先入観からくる心理的な効果が干渉して、結果を歪《ゆが》めてしまうことがあるからです。

このような心理的なバイアスによって体も影響されることは「プラセボ効果」と呼ばれ、その効果の存在は科学的に認められています。名医だと評判で患者から信頼の厚い医師が、これは絶対に効く薬だと患者に手渡せば、そのカプセルの中身がただの砂糖だったとしても、患者の体調は改善したりするのです。

プラセボ効果があること自体は悪いことではありません。ラベンダーの精油がストレスをやわらげる効果があることを知識として知っていれば、知る前よりもさらに効果がありそうな気がします。そのような心理のおかげで、本当にストレスを緩和する力は大きくなるでしょう。

ただし、純粋に薬や治療法の効果を評価したいときは、プラセボ効果が出てしまうと、本当の効果が隠れてしまいます。科学的に検証するためにはまず、「コントロール群」と呼ばれるグループを用意する必要があります。そして、調べたいものを与える「対照群」と比較します。さらに、実験参加者が、自分の群がどちらか分からないようにするのが盲検法です。薬の試験の場合は、見た目が薬そっくりで成分は薬ではないプラセボを飲んでもらいます。

さらに正確に試験を行いたい場合は、参加者に薬を与えてその結果を評価する人も、自分が評価する相手がどちらの群なのか分からないようにします。これを二重盲検法と言います。

実験を行う人が、相手が新薬を飲んだ人かそうでない人かを知っていたら、どうしても先入観が生まれてしまいます。苦労して開発した薬を飲んでもらったのだから、少しでも効果がある証拠を見つけようとしてしまうのが人情です。それを防ぐために、実験者も分からなくするのです。

では、どうやって結果が分かるのかというと、実験参加者に直接接しない第三者が解析をします。これで先入観のない科学的なエビデンスに近づくわけです。

新薬が承認されるためには、このような臨床試験を大人数の参加者に対して行う必要があります。お金も時間もかかりますが、私たちが今利用できている薬や治療法は、このような厳密な試験をクリアしたものだけなのです。

ちなみにこれは医薬品の話であって、「食品」に分類される製品に関してはここまで厳密な試験は行われていません。薬として認可されるほどの大規模な臨床試験を行うのは多くのコストがかかるため、細胞実験や動物実験、少人数のヒトに対する試験で出た結果をもとに、効果があるとみなしている場合がほとんどです。

細胞や動物実験の結果はヒトが摂取したときに起こる作用を予測するのに貴重なデータになります。薬を開発するときや、薬が効くメカニズムを調べたいとき、基礎研究ではよく培養細胞が使われます。私たちは細胞の集まりでできていますし、私たちの体に影響を与える物質は、私たちの細胞のどこかに働きかけて影響を与えているわけです。そのため、細胞に薬をかけてその反応を詳細に観察すれば、薬の影響がよく分かります。

ヒトに対する大規模な臨床試験が行われていなかったとしても、細胞や動物に対して効果を発揮する結果であれば、ヒトに対する効能を十分に期待させるものです。ただし、医薬品の認可が下りるほどの厳密な試験をしていないため、商品の宣伝広告に身体の変化が起きるような効果効能を記載することはできません。便秘を改善する成分が入った製品であったとしても、「便秘改善」ではなく「毎朝すっきり」といった書き方で表現しなくてはいけません。そのような目でサプリメントや健康食品の広告を眺めてみると、なかなか興味深いものです。

さて、香りが医薬品になる可能性はどのくらいあるのでしょうか。香りについては、二重盲検臨床試験を行いにくい事情があります。薬なら見た目の区別がつかないプラセボを用意することができますが、香りの場合はそれができません。香りなしと比べる場合でも、ほかの香りと比べる場合でも、自分が何の香りを嗅いでいるか(もしくは嗅いでいないか)が分かってしまうからです。

また、香りの効果は、体に吸収される薬とは違って、芳香成分が鼻の嗅覚受容体に結合して発生した電気信号が脳に作用するので、神経細胞のネットワークがあって初めて効果が見えてきます。そのため、ほかの薬剤の研究では行われているようなヒトの培養細胞を使った研究ができません。嗅覚受容体にどう結合するのかということは調べられるかもしれませんが、細胞ひとつでは、脳の中で何が起こって体にどう影響するのかまで迫ることができません。

さらに天然の植物から抽出された精油には、さまざまな成分が含まれています。同じ植物から作られた精油でも、植物の生育条件などから成分の構成にばらつきが生じます。そのため、異なる結果が出た場合に何が原因なのかを追究することが難しくなります。

ほかにも香りの影響は、嗅いだ人の好みに影響を受けやすいという問題があります。

このような事情から、香りの効果について、医薬品レベルのエビデンスはほぼない状況ではありますが、それがイコール香りの効果がないことを示しているわけではありません。

ここまでで紹介してきたように、ヒトに対する効果を調べる研究はさまざまに行われていますし、そのメカニズムに迫る研究も盛んです。

香りの効果は完全に客観的な効果を検証することが難しい代わりに、嗅いで瞬時に主観的な気分に影響を及ぼします。使う人が自分にとって心地良い香りを追求できることは大きな強みなのです。

# 第七章　女性の心身を守る香り

## 女性の健康と植物の香りの深い関係

第六章の図6-2でアロマセラピーの医療応用を研究した論文の分野別の数を紹介しましたが、その中で最も数が多かったのが産婦人科の分野でした。産婦人科はアロマセラピーが積極的に取り入れられている臨床分野のひとつです。

もともとアロマセラピーは、マッサージや香りによるリラクゼーション効果を得る目的で日本に広まっていきました。男性よりも女性のほうが、アロマセラピーに関心が高い人が多い傾向もあります。女性特有の疾患には、月経困難症や月経前症候群、更年期障害などがありますが、こうした疾患の症状の緩和にアロマセラピーは昔から民間療法としても用いられてきました。経験的に効果が認められてきたことを、今は研究しエビデンスを得て、さらに効果的な使い方を模索している段階です。

先に挙げたような女性の疾患の症状には、女性ホルモンのバランスが関わっています。ホルモンと聞くとどうしても焼き肉が先に思い浮かんでしまいますが（そんなことはないですか?）、あのホルモンとは違います。ホルモンは体内に分泌されるシグナル物質です。ストレスホルモンの説明のところでも一度登場しましたが、ホルモンは脳の奥深くにある下垂体という小さな部位から分泌されています。ドーパミンやセロトニンなどの神経伝達物質は脳の中で神経細胞同士のやりとりを調節するために分泌されますが、ホルモンは血液に乗って全身をめぐります。とはいえ、この区別は明確ではなく、ホルモンの中にはアドレナリンのように、ホルモンでもあり、神経伝達物質でもあるものもあります。また、脳内で働くシグナル物質だからということで、神経伝達物質のことを慣用的に「脳内ホルモン」と呼ぶこともあります。

いずれにしても、ホルモンは血液に乗って全身をめぐるイメージを持ってもらうと分かりやすいと思います。脳内からホルモンを放出するのは、特定のメッセージを入れた瓶を、海に大量に投げ込むようなものです。血液には決まった流れがあるので海というよりは川でしょうか。神経伝達物質は、必要な場所にパッと放出されるのに比べて、ホルモンは血液中をめぐるのでシグナルが届くまでに少し時間がかかります。

しかし、そのメッセージはかなり強力です。ホルモンの種類によってメッセージは異なりますが、たとえば男性ホルモンや女性ホルモンは思春期に大量に分泌されることで、体の見た目や機能をそれぞれの性に合った形に変化させていきます。

その強制力は圧巻です。たとえ男性の体を持っていても、女性ホルモンを定期的に注射していれば、乳房が膨らんで、体毛やひげが減少しますし、逆に女性の体に男性ホルモンを注射すれば、筋肉が増加し、男性の体型に近くなります。そうした変化には、複数の部位の細胞が変化する必要があります。血液は全身の細胞をめぐるので、ホルモンのメッセージを受け取った細胞は、そのメッセージに従って自分の役割を果たすのです。

ホルモンを分泌するのは下垂体ですが、その分泌を指示するのは、脳の視床下部という部位です。香りの情報は視床下部に入ってきます。そのため、ホルモンの分泌が香りによって調節されることもあるのではないかと言われています。

女性ホルモンには「エストロゲン（卵胞《らんほう》ホルモン）」と「プロゲステロン（黄体《おうたい》ホルモン）」の2種類があります。これらのホルモンが交互に優位になって女性の体のリズムを作っています。他方で、この女性ホルモンの変動や枯渇が原因になって、体調や心の状態が悪くなることがあります。

このようなときにアロマセラピーを行えば、女性ホルモンの分泌を整えたり、不安やストレスを緩和したり、痛みを緩和したりなどさまざまに香りや精油の効果を役立てることができます。

## クラリセージ精油はエストロゲンに似た作用を持つか

女性の健康を守る精油として、まっさきに名前が挙がるのが「クラリセージ」でしょう。クラリセージはラベンダーを大きくしたような植物です。図7−1からは分かりませんが、高さは60センチ〜1メートルほどになります。ラベンダーと同じシソ科の植物です。

クラリセージは、女性のための精油と言われ、月経にまつわるトラブルなどを緩和するときによく用いられています。アロマセラピーを実践している産婦人科医の話によると、生理痛の痛みを緩和したり、月経前のホルモンバランスの変化によって起こるさまざまな不快な症状を改善したりするために用いているそうです。

また、横浜市立大学の研究者らが2021年に、更年期の女性の「ホットフラッシュ」と呼ばれるのぼせ症状が、クラリセージ精油

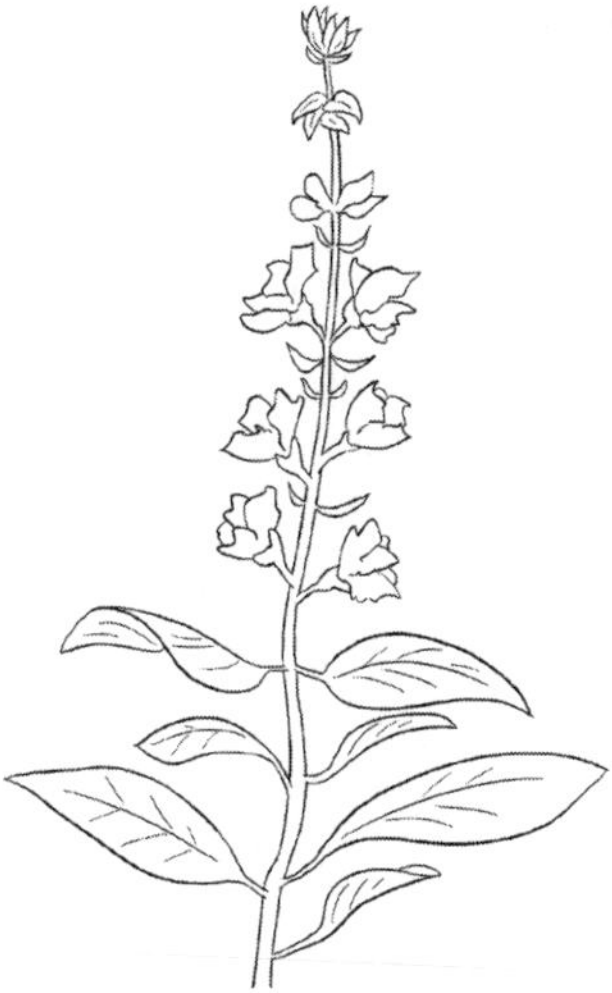

図7−1　クラリセージ／シソ科の多年草。ヨーロッパ南部の原産で、草丈は1メートル超まで成長する。和名はオニサルビア

を用いたアロマセラピーで改善したという研究結果を発表しています。[*1] この研究で興味深いのは、クラリセージの効果を経皮《けいひ》吸収（皮膚への塗布《とふ》による吸収）と芳香浴で比較していることです。

クラリセージの精油が女性特有の症状の緩和によく用いられる理由のひとつに、クラリセージの精油の成分の中に「スクラレオール」という物質が含まれていることが挙げられます。スクラレオールの構造式が女性ホルモンのエストロゲンに似ていることから、皮膚から体内に吸収されたときに、エストロゲンのような働き（エストロゲン様作用）をするのではないかと考えられているのです。

更年期障害は閉経に向けて女性ホルモンが減少していくことが原因で起こります。そのため女性ホルモンを補充する治療が行われていますが、クラリセージを皮膚に塗ることでエストロゲンの作用を補充できるのではないかと期待されているのです。

ところが、今回紹介した横浜市立大学の研究では、経皮吸収＋芳香浴と、芳香浴のみのグループで効果を比較していますが、改善効果には差がありませんでした。そのため研究者らは、ホットフラッシュが改善したのはクラリセージの香りが交感神経を抑制したおかげではないかと考察しています。クラリセージにはラベンダーと同様、副交感神経を優位にするリナロールも含まれているからです。

このように、アロマセラピーはひとつのセラピーで、複数の精油の成分や吸収方法や香り以外のマッサージの効果など、複数の要素が影響するので、何が本当に効いたのかを突き止めるのはなかなか大変です。しかし実践する立場としては、オイルでマッサージをするよりも、香りを嗅ぐだけのほうが気軽にできるので、とてもありがたい検討だと言えるでしょう。

クラリセージの精油が月経困難症や月経前緊張症、更年期障害などの症状を緩和するという報告はたくさんありますが、その効果がスクラレオールのエストロゲン様作用によるものかどうかは、まだ科学的にははっきりとした答えは出ていないようです。

### 妊婦さんは避けたほうがよい精油

クラリセージに含まれるスクラレオールが、女性の体内で本当にエストロゲンのようにふるまうかどうかは、まだ証拠が十分ではありませんが、エストロゲン様作用があるとみなして取り扱ったほうがいいケースがあります。それは、妊婦さんへの適用です。

エストロゲン様作用がある場合、妊婦さんに対して用いると、流産を誘発する可能性があります。エストロゲン様作用を持つと考えられている精油成分はほかにもいろいろあり、それらは妊婦さんに用いることは禁忌とされています。たとえば、トランスアネトールと呼ばれる物質を多く含むフェンネル、アニスがこれに当てはまります。

エストロゲン様作用のある精油は、ホルモン依存型がん疾患や乳腺症《にゅうせんしょう》の人も避けたほうがよいでしょう。

妊娠中は胎児への影響も考える必要があります。胎児への影響があるとされている成分には、カンファー、シトラール、サリチル酸メチルなどがあります。

ほかにも妊娠・授乳期に避けたほうが良い精油を図7-2に載せておきましたので、参考にしてください。

これらの多くは体内に吸収された場合の効果を想定していますが、芳香浴のみを行うとしても、成分のいくらかは鼻や肺を経由して体内に吸収されます。

リラックスしたり、苦しさを紛らわしたり、不安を軽減させたりなど、香りの効果は妊婦さんをさまざまな面からサポートできます。

また、医薬品を飲めないことも多い妊婦さんには、アロマセラピーは有力なケアの選択肢になるでしょう。精油にはいろいろな種類がありますので、図7-2のような精油を避

| 精油 | 精油 |
|---|---|
| アニス | バーチ（スイート） |
| アニス（スター） | パセリリーフ |
| ウインターグリーン | ヒソップ（ct. ピノカンフォン） |
| ウォームウッド（シー） | ヒバウッド |
| ウォームウッド（ホワイト） | フィーバーフュー |
| オレガノ | フェンネル（スイート） |
| シナモン・カッシア | フェンネル（ビター） |
| キャロットシード | ブラックシード |
| コスタス | ペニーロイアル |
| サイプレス（ブルー） | ホーリーフ（ct. カンファー） |
| ジェニピ | マートル（アニシード） |
| シナモンバーク | マグワート |
| セージ（スパニッシュ） | ミルラ |
| セージ（ダルメシアン） | ヤロウ（グリーン） |
| チェストツリー | ラベンダー（スパニッシュ） |
| ツーヤ | ルー |
| ディルシード（インディアン） | ワームウッド |

図7–2　妊娠中・授乳中に用いるのを避けるべき精油（ロバート・ティスランド、ロドニー・ヤング『精油の安全性ガイド（第2版）』p.236、表11.1、フレグランスジャーナル社、2018より抜粋）

けて、ほかの精油でケアを試みてください。

## 更年期のさまざまな症状に香りが効く理由

女性ホルモンは年齢とともに変化します。特にエストロゲンの分泌量の変化は、女性の健康に深く関係しています（図7-3）。閉経が起こる前後5年間にはエストロゲンの急激な低下が起こりますが、そのときに心身の不調が起こりやすく、それが日常生活に困難をきたすようになることを更年期障害と呼びます。

更年期障害の症状はさまざまです。体温の調節がうまくいかない「のぼせ」や「ほてり」（ホットフラッシュ）が代表的ですが、身体症状だけでなく、抑うつ状態や無気力、不安や孤独感に悩まされる人もいます。

症状の強さは人それぞれで、障害と呼ばれるほどの症状がなくやり過ごせる人もいます。症状の強さだけでなく、どんな症状が出るのかも多様なため、あまり人に理解してもらえないことも、更年期障害の人の抱える苦しみのひとつです。

なぜ、一見バラバラに見える症状が次々と現れるのでしょうか。

更年期障害は、エストロゲンの分泌量が低下するにもかかわらず、下垂体ががんばって

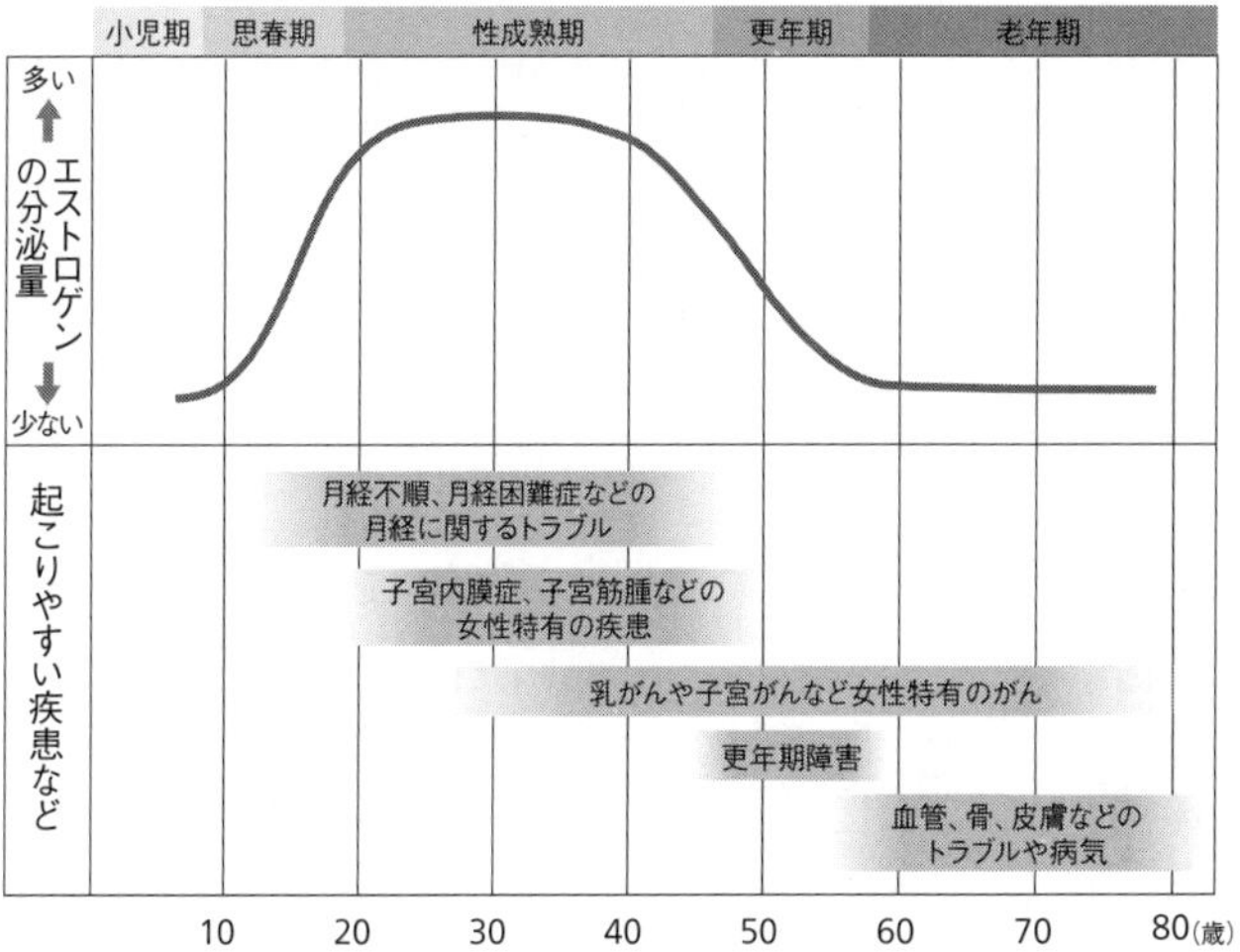


図7–3　女性のライフステージごとのエストロゲン分泌量と起こりやすい疾患など（「女性のための健康ラボMint+」をもとに作成）

エストロゲンを分泌しようとするため、自律神経が乱れて体の調節がうまくいかないことから起こります。

自律神経は全身を支配していますので、それが乱れてしまうと、あちこちに不調が起きてしまうのです。

自律神経である交感神経と副交感神経に働きかける植物の香りの効果は、このような更年期障害と相性が良いといえるでしょう。

２０１２年に発表されたイランの研究グループの研究を紹介します。[★2]

更年期障害の治療のために婦人科の更年期クリニックに通っている患者90人が対象です。患者を、①香りなしのオイルでマッサージ、②精油入りのアロマセラピーマッサージ、③マッサージなしの3つのグループに分けて治療を行いました。この研究で用いた精油はラベンダー、ローズゼラニウム、ローズ、ローズマリーを4：2：1：1の割合で混合したもので、全体として3%となるようにキャリアオイルに配合し、マッサージに使用しました。

その結果、マッサージありの①②のグループは、マッサージなしの③のグループに比べて更年期の症状が緩和されていました。さらに、①香りなしと②精油入りでは、②の精油入りマッサージ群のほうがより効果が高いことが分かりました。

## プレ更年期に効く香り

日本人女性の平均閉経年齢は、約50歳です。個人差はかなりありますが、平均的に更年期の症状は45～55歳の間に強く出ます。しかし、図7-3を見ても分かるように、閉経の10年前からエストロゲンの減少は始まっています。更年期の前の30代後半から40代前半にも、更年期によく似た心身の不調が現れることがあります。これをプレ更年期と呼びます。

このプレ更年期と香りの関係を調べた研究を紹介しましょう。日本アロマ環境協会の研究者らによる研究で、2017年に発表されました。[★3]

研究では40代の女性30人に協力してもらい、ゼラニウム精油を毎日1～2回、各10分間ずつ嗅いでもらいました。

ゼラニウムは赤やピンクなどの美しい花をつけるテンジクアオイ属の植物の総称です。ゼラニウムとひとことで言ってもいろいろな種類がありますが、アロマセラピーの精油に使われるゼラニウムは、ニオイテンジクアオイと呼ばれる植物です。その葉や茎がバラに似た華やかな香りがするため、ローズゼラニウムとも呼ばれます。精油は葉や茎から抽出します。

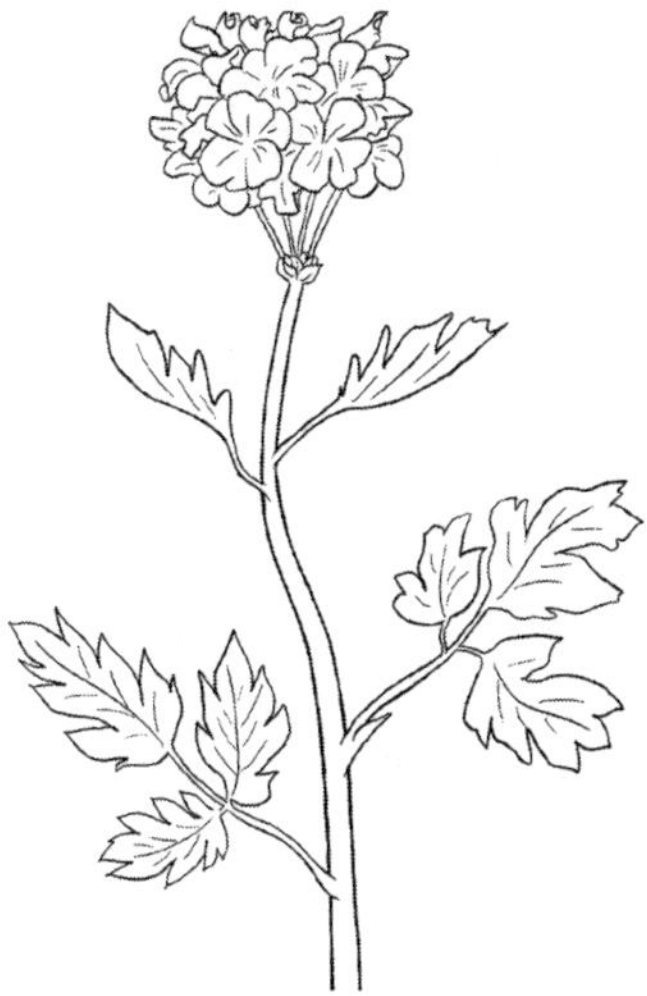

図7–4　ゼラニウム／フウロソウ科の多年草。育てやすく、温度が高ければ一年中開花するため、園芸種としてもさまざまな品種がある

実験の結果、ゼラニウムの香りの吸入によって、不安の軽減、怒り―敵意の改善が見られました。また、若々しさが増加したと感じた人や食事がおいしく取れるようになった人など、生活の充足度にポジティブな影響を与えたことも分かりました。

| 疾患 | 症状 | 用いた主な精油 |
| --- | --- | --- |
| 月経困難症 | 日常生活に支障をきたすほどの強い生理痛をいう。痛みの原因はプロスタグランジンの過剰生産による血管収縮や子宮筋の虚血と考えられている。 | カモミール、クラリセージ、ローズ、真正ラベンダーなど |
| 月経前症候群 | 月経の3〜10日前から腹痛や腰痛、頭痛、顔や足のむくみ、乳房痛、吐き気などのほか、イライラや憂鬱などの情緒不安定な症状がでる。月経が始まると症状は自然に軽減し、なくなる。 | 真正ラベンダー、ゼラニウム、ローマンカモミール、スイートオレンジ、クラリセージなど |
| 更年期障害 | 40代後半から卵巣機能が低下し、エストロゲンの分泌量が急減する。このホルモンの変化に心身がついていけず、自律神経失調症のような症状—のぼせ、めまい、動悸、発汗、頭痛、肩こり、イライラなどが現れる。 | クラリセージ、ニアウリ、サイプレス、真正ラベンダー、スイートオレンジなど |

図7–5　代表的な女性特有の疾患とアロマセラピーに用いた精油

ゼラニウムの香りは更年期の女性ホルモンのバランスを整え、抑うつ症状を改善するという研究結果もあります。バラの香りが好きな人は、試してみるといいかもしれません。

## 産婦人科でのアロマセラピーの実践

実際の臨床の現場ではどのような効果がみられるのでしょうか。東京都済生会中央病院に開設されたアロマセラピー外来で、産婦人科医の谷垣礼子氏（現・国分寺ウーマンズクリニック院長）らが、２００４年から２年間にわたって行った研究を紹介します。

まず、図7–5に、アロマセラピーの対

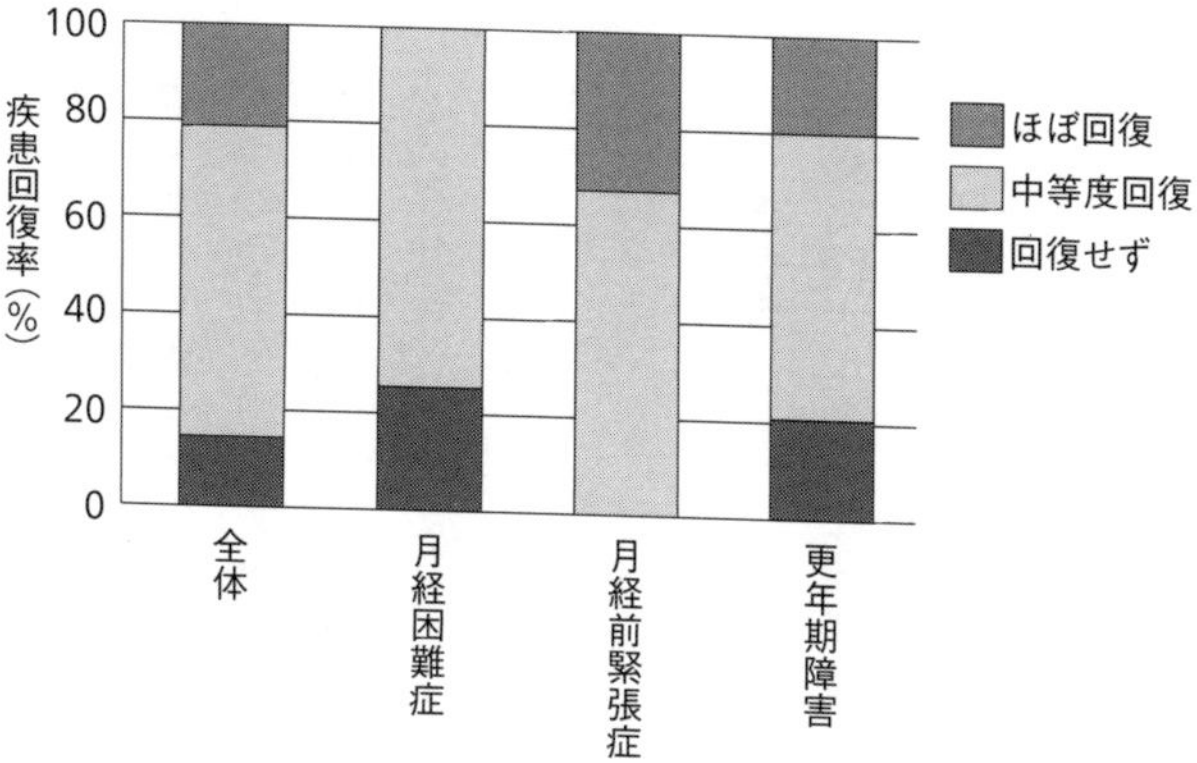


図7–6　アロマセラピー外来受診1か月後の疾患回復率

象とした疾患の症状と用いた精油を示します。これらは各疾患の症状改善に効果があると経験的に知られてきたものです。

これらの精油を用いて、足浴、症例別のアロママッサージ30分、セルフマッサージをそれぞれ1か月間続けました。

1か月後、どのくらい症状が回復したのかを示したのが、図7‐6です。

更年期障害では約20%、月経困難症は約25%が「回復せず」でしたが、全体的に見て、ほぼすべての疾患で症状の改善が見られたことが分かります。

これだけ症状の改善の可能性があるのなら、アロマセラピーを試してみる価値はあります。というのも、更年期障害の治療の選択肢のひとつであるホルモン補充療法には、副作用が出る可能性があるからです。

また、ホルモン補充療法の場合は、効果が出るのは治療を始めて数時間から数週間です。アロマセラピーの場合だと吸入後すぐに効果を実感できることもあります。

香りの効果を過信することは禁物で、本当につらいときは医師の診察を受ける必要がありますが、セルフケアの習慣のひとつとして取り入れてみることをおすすめします。

どの症状も、心身がリラックスすることで緩和する面があります。自分の好きな香りに満たされて、体の声に耳を傾ける時間を楽しんでみてください。

まとめ

◉女性ホルモンに関連した症状に効く香り
クラリセージ、ゼラニウム、ラベンダー

注

★1　藤本千尋ほか「更年期女性のホットフラッシュに対するクラリセージ精油の経皮吸収効果の検討」『横浜看護学雑誌（Web）』２０２１、14、52-60

★2　Darsareh F et.al., "Effect of aromatherapy massage on menopausal symptoms: a randomized placebo-controlled clinical trial." *Menopause*, 2012,995-9.

★3　熊谷千津ほか「40代女性のＱＯＬと脳構造に与えるゼラニウム精油嗅覚刺激の影響」『アロマテラピー学雑誌』２０１７、Vol.18、1-7

## 第八章　運動のパフォーマンスを高める香り

## アスリートの知恵が私たちに教えてくれること

ここまで、植物の香りや精油のさまざまな効果を紹介してきましたが、それらの効果すべてを応用できるのが、じつはスポーツの現場です。

スポーツの大会や試合では、持てる力を最大限に引き出して、これまでトレーニングをしてきた成果を存分に発揮する必要があります。そのためには、体も心もベストな状態にあることが望まれます。時には高い集中力や闘争心が必要になることもあるでしょう。また、日々の体調管理も重要です。激しいトレーニングや試合が続く中、ケガや病気をせずに過ごさなくてはなりません。もしコンディションを崩した場合は素早くリカバリーする必要もあります。

そんなスポーツの業界で、今、香りや精油の効果が注目されています。

アスリートとして活躍するためには、体力と精神力の両方が必要です。単に鍛《きた》えて高めるだけでなく、しっかりと休んで回復させることや、バランスを保つことも重要です。短期間で体に負担が少なく効果を発揮する植物の香りは、さまざまな方向からアスリートをサポートします。

この章では、アスリートを研究対象とした「スポーツアロマ」の実践を紹介していきますが、アスリートほどではないけれども、ときどき運動をしているという人にも役立つ内容になっています。

それだけではありません。ここで紹介する話は、アスリート以外の、運動をしない人も含めたすべての人に役立つと考えています。

近年、アスリートが著者となった自己啓発書が多く出版されています。激しい競争が繰り広げられている世界で、自分を律して戦い続けているアスリートの考え方は、スポーツをしていない人も学ぶことが多いはずです。

医学の対象はどうしても疾患のある人になってしまいますが、スポーツに関するアロマセラピーは健康な人を対象にしています。ビジネスや学業など、自分が活躍したい場面で、より健康に、より満足のいくパフォーマンスを発揮するために、この章の香りの知見は役に立つのではないかと思います。

運動をしない人にも役立つと言ったものの、やはり健康のためには、少しでもいいから運動をしてみることをお勧めします。体に良いことは分かっているけれど、なかなか続かないという人は、モチベーションを高めるために香りの効果を利用するのも良いでしょう。第四章で紹介した、前頭葉の血流を増やすレモングラスやグレープフルーツの香りを嗅げば、意欲が湧いてきやすいでしょう。

スポーツジムの中には、ジムの中でアロマを焚いているところもあるそうです。何の香りにするかで効果は変わってきますが、運動のあとの心地良さと良い香りの記憶が結びつけば、ジムに行く億劫さも軽減されそうです。

まずは香りで意欲を高め、運動を継続できるようになったら、香りのイメージトレーニングを併用して試合に挑むことも効果的です。さらに試合での緊張を緩和し、パフォーマンスを高めるために、香りを利用してみてください。

## 薬が使えない――アスリートの特殊な事情

アスリートがアロマセラピーに注目している大きな理由が、多くの試合でアスリートにドーピング検査が課せられているからです。

スポーツでの厳しいドーピング検査は、公平な競技環境を確立し、アスリートたちの健康とスポーツの信頼性を守るために不可欠です。ドーピングは不正な手段でパフォーマンスを向上させ、ほかのアスリートに不利益をもたらす可能性があります。競技者たちは自身の実力やトレーニングの成果に基づいて競い合うべきであり、薬物の使用によってそれが歪められることは、スポーツの根本的な理念に反するからです。

また、ドーピングはアスリートの健康に深刻な影響を与えることがあります。使用される薬物や製品にはさまざまな副作用があり、これが継続的に行われると、重篤な健康問題を引き起こす可能性がありますが、少しでも高みにのぼりつめたいというアスリートたちの願いは、時に自身の健康を犠牲にすることもあります。アスリートたちの安全と健康を守るためには、違法な物質の使用を防ぐ仕組みが必要です。

しかし場合によっては、持病や体調管理のために服用した薬の中に、使用を禁止されている成分が含まれていて、不正を働くつもりはなかったのに違反になってしまうこともあります。

その一例として、2016年にロシア出身で米国在住のテニスの女王、マリア・シャラポワ選手が全豪オープンのドーピング検査で陽性になるという事件がありました。

世界アンチドーピング機関（WADA）は2016年の1月から「メルドニウム」という薬の成分を禁止薬物のリストに加え、そのことは1年前から告知されていました。メルドニウムは狭心症《きょうしんしょう》の治療薬として一部の国で使用される薬物ですが、動脈を拡張させ、体内の男性ホルモン濃度を上昇させることから、スポーツの競技力向上を目的として使われているのではないかとＷＡＤＡは判断し、禁止リストに加えました。しかしながら、シャラポワ選手は持病の治療のために10年前からこの薬を使っており、禁止されたことを知らなかったといいます。これによりシャラポワ選手は2年間の選手資格停止処分を受けました。

このように、理由が何であれ、ドーピング検査で陽性になってしまうことはアスリートにとってかなりの死活問題です。

風邪薬や花粉症の薬、無月経の治療薬や血圧の治療薬など、日常的に気楽に使う薬にも禁止物質が入っている場合があります。また、サプリメントや漢方薬などの服用も、含有成分がすべて記されているわけではないため、注意が必要です。

禁止薬物を治療のためにどうしても服用する必要がある場合は、医師に記載してもらった書類を添えて申請し、認められれば使用できますが、その手続きは大変で、できれば避けたいところです。

こういった事情から、スポーツの業界では、薬を服用しない方法で体をケアすることが求められているのです。

スポーツに関する医学や科学の研究や支援を行っている国立スポーツ科学センターのサイトには、アスリートに対して鍼《はり》治療の効果を調べた研究も紹介されています。激しいトレーニングは体の免疫力を下げますが、それが鍼刺激によって回復が促進されたというものです。

前置きが長くなりましたが、薬を飲むことにリスクが高いアスリートにとって、アロマセラピーは有用なのです。

トップアスリートたちは、すでに香りや精油の効果を活用しています。香りを自身の気持ちをコントロールするためにうまく使っている選手もいます。ヨーロッパではサッカーの試合前やハーフタイムに香水をつけてピッチに入ることも多く、日本のJリーグでもその習慣を取り入れている選手はいます。自分の好きな香りを嗅ぐことで、集中できたりリラックスできたり、逆に闘志が湧きあがったりするのです。もし、好きな香りが香水ではなく精油の中にあれば、気持ちのコントロールだけでなく、実際に香り分子のシグナルが脳に作用することで、さらに良い効果をもたらすことが期待できます。

パレスチナの研究グループは2016年にアスリートに精油の香りを吸入してもらう予備的な研究を行い、スイートオレンジとスペアミントの香りで1500メートル走のタイムが短縮し、スイートオレンジの香りで肺活量の増加が起きたことを報告しています。[★1]

また、動物実験では、中国の研究グループが2022年にスイートオレンジの香りでラットの水泳の持続時間が向上したことを報告しました。★2

まだまだ研究のエビデンスの蓄積が十分ではありませんが、こうした香りや精油の良い効果をスポーツの世界に広めて、アスリートの健康を守るためにも、研究を行い、より安全で効果的なスポーツアロマを発展させていきたいと考えています。

## ベルガモットの香りで風邪を防ぐ

ここからは、アスリートではない私たちにも応用可能な香りの効果を紹介します。風邪を予防する効果です。

アスリートはトレーニングなどをしていない普通の人より、風邪を引きやすいことが知られています。健康のためには運動をしなさいとよく言われるのに、日々トレーニングをしているアスリートのほうが風邪を引きやすいのは意外な気がしませんか。

じつは健康に良いのは適度な運動であって、アスリートの多くは適度を超えた過剰な運動をしています。風邪を引きやすいかどうかは、体の免疫機能に関わっています。免疫とはよく聞く言葉だと思いますが、何だかぼんやりしていますよね。免疫力とも表現されますが、具体的には血液中やリンパ液中の白血球などの免疫細胞たちが、外から入ってきた病原体の異物や体の中で発生したがん細胞などと戦う力のことです。

この免疫機能は体のシステムの一部なので、体の状態が悪ければ低下します。たとえば、生活のリズムがバラバラだったり、栄養をきちんと取れていなかったり、睡眠不足だった場合は、免疫機能は低下します。

また、交感神経が優位な状態のときは、免疫機能は抑制されます。免疫機能は体内を守る大切な働きを担っていますが、交感神経が優位になる状況、つまり目の前に敵がいたり貴重な食物があったりするときは、体内のメンテナンスよりも目の前の状況に対応する必要があるので抑制されるのです。仕事が忙しくて大変なときに、部屋の片づけが後回しになるようなものです。

当然ながら、仕事が落ち着いてからゆっくり片づければ、これで問題ありません。しかし、ストレスがずっと続いたり、睡眠を十分にとれなかったり、アスリートのように過度なトレーニングが続いたりすると、交感神経が優位の状態が続きます。免疫機能は抑制され、低下した状態になります。

風邪の症状は病原体が外から体内に入ってくることで起こります。免疫機能が高い状態であれば、体内で大量に増殖する前に病原体を退治することができるため、風邪のような症状が出ることなくやり過ごせます。逆に免疫機能が低下していると、病原体をなかなかやっつけることができないため、どんどん増殖して、体の中が大騒ぎになるのです。体温を上げたり、体を震わせたり、炎症を起こしたり、咳《せき》を出したりと、あの手この手で病原体をやっつけようと体ががんばります。こんな状態ではスポーツにしても仕事にしても、ベストなパフォーマンスはとうてい望めません。

ここで、2019年に発表された国立スポーツ科学センターの研究者らによる研究を紹介します。

健康な成人男性16名に、30分間アロマディフューザーで精油の香りを嗅いでもらい、その後に、口の中の免疫機能の状態の評価を行いました。口の中の免疫機能の状態は、唾液に含まれているSIgAという物質の濃度を測ることで調べることができます。唾液のSIgAが低下するほど風邪の罹患《りかん》率が高くなることも、ほかの研究から分かっています。用いた香りは、ベルガモット、ラベンダー、レモンです。香りはランダムな順番で、1日以上の間隔をあけて実験を行いました。

実験の結果、ベルガモット精油の香りが口内の免疫機能を高めることが明らかになりました。研究者らはこの結果から、ベルガモットの香りが風邪の予防にも効果がある可能性が示されたと述べています。ただし、今回の結果は対象者がアスリートではないため、アスリートにおける研究の結果も待たれるところです。

ベルガモットは、これまでにも何度か登場しました。ストレスをやわらげ、寝つきをよくする香りです。ストレスを減らすことも睡眠をとることも、免疫機能を高めることにつながるため、寝る前などに嗅ぐと複合的な効果が得られるかもしれません。

ちなみに、風邪を引きやすいのは激しい運動をするアスリートだけではありません。ほとんど運動をしない生活を送っている人も感染リスクが高いです。香りの力に頼りつつも、世の中で言われている健康的な生活をコツコツと実践していくことが、免疫機能を高める近道なのです。

## 香りで自分のメンタルを最適化する

アスリートに必要なのは、優れた身体能力だけではありません。精神的な強さも重要です。トップアスリートはプレッシャーに対処し、ネガティブな感情を乗り越え、長期的な目標に向かってモチベーションを維持する能力が求められます。

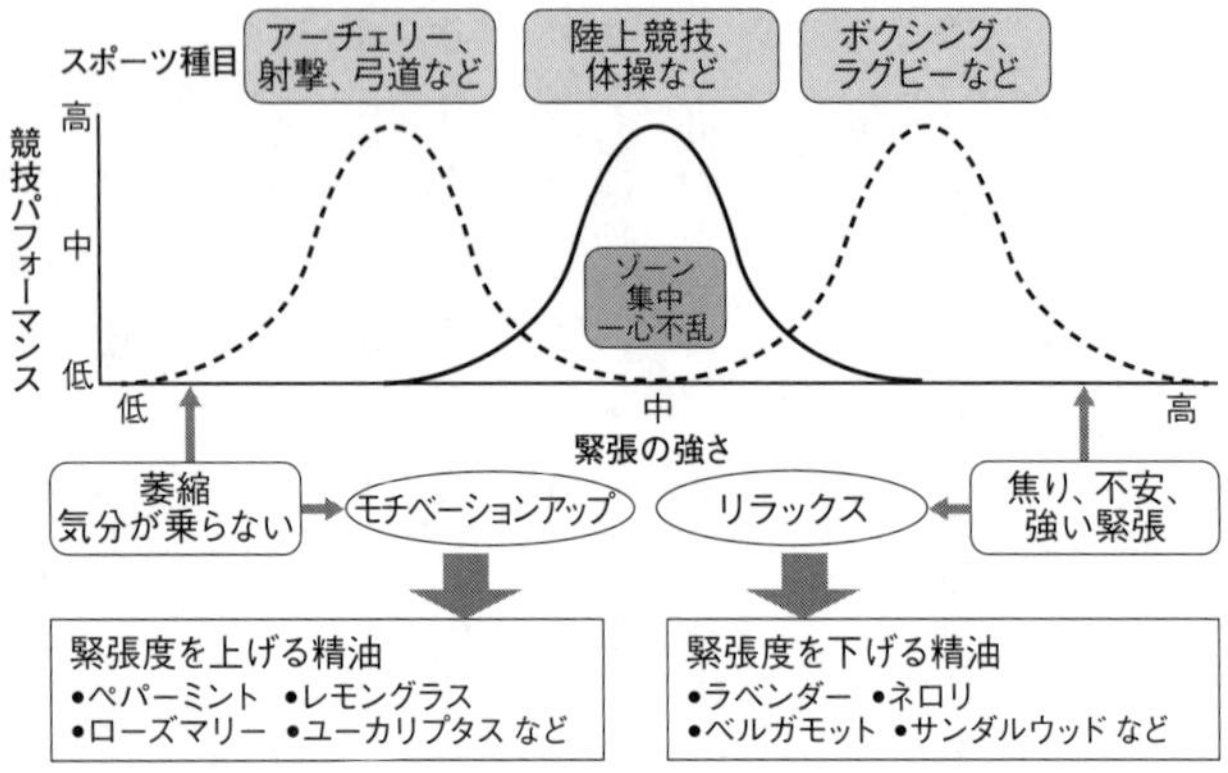


図8–1　競技パフォーマンスにおける逆U字曲線と提案される芳香療法における精油

ですからアスリートの多くは、フィジカルだけでなくメンタルもトレーニングしていきます。

競技場面では、良い緊張感を作ることが必要です。緊張が高まりすぎると冷静さを失い、身体を思うように動かせなくなります。逆に緊張が低すぎると身体の活動力は落ちてしまいます。どのくらいの緊張度が最も良い結果を出せるのか。それはスポーツ種目や個人によっても異なります。しかし何度か経験するうちに、自分の望ましい状態が分かってきます。その状態になることができれば、これまでの練習成果を存分に発揮することができます。

図8－1は、スポーツ種目と理想的な緊張

の強さを模式的に表しています。陸上競技や体操などの個人競技の緊張の強さを中程度としたときに、アーチェリーや射撃など、立ち止まって一点に集中するような競技はより高い緊張が必要だと考えられます。また逆に、闘争心が必要な格闘技や集団競技では、ある程度リラックスして精神統一できる状態が良いと思われます。

ここまで見てきたように、精油の香りには、緊張度を上げる香りと下げる香りがあります。これらを適切に選んで香りを嗅げば、自分を理想の精神状態に持っていくことができます。

たとえば、理想的な緊張はもっと高い状態なのに、自分の緊張度が低くて気分が乗らないのであれば、緊張度を上げる精油の香りを嗅ぐとよいでしょう。図8-1にいくつか例を載せていますが、自分の気に入った香りを選んでみてください。

このような方法が役に立つのは、アスリートだけではありません。大事な試験を受ける人や、プレゼン発表をする人、好きな人に告白するときなど、ここぞという場面できっとあなたを支えてくれるはずです。

## 精油入りマッサージが筋肉の力を高める

スポーツ後のマッサージは筋肉痛や筋の炎症を緩和します。また、マッサージは運動によって体内に蓄積された乳酸を速やかに取り除き、疲労回復に貢献します。

スポーツの世界では精油を用いたアロマママッサージもよく行われています。アロマママッサージではマッサージオイルに通常1~5%の濃度で精油を加えますが、スポーツアロマッサージでは2・5~5%と、やや高めの濃度で行われることが多いようです。

精油を用いることで香りに包まれるので、鎮静系の香りであればリラックス効果が期待できます。さらに、皮膚から吸収される効果もあります。スポーツアロママッサージの効果について調べた研究では、無酸素運動後にラベンダー精油を用いてマッサージを行うことで、リラックス効果と血中乳酸値が速やかに排除されたことが示されています。[★3]

ラットにベルガモットの精油の香りを運動後に吸入させることで、筋細胞の損傷や筋肉痛が軽減したという報告もあります。ヒトの研究では、中国と韓国の研究グループが、12人の女性ボクサーのスパーリング後の、ローズマリーの香りの吸入によって筋細胞の損傷や筋肉痛が減少したことを示しています。[★4]

私たちは精油によるトリートメントが骨格筋に及ぼす効果について、分子レベルでの解明を試みました。骨格筋というのは一般的な手足を動かす筋肉のことです。筋肉はほかに、心臓を動かす心筋と内臓や血管の壁に存在する平滑筋《へいかつきん》があります。

運動後の骨格筋は、収縮するときには、いろいろな化学物質を放出することが分かっています。その放出物質をまとめて「マイオカイン」と呼びます。マイオカインの中には、筋肉を肥大させたり、骨の形成を促進させたり、脂肪の分解を促進したりする物質が存在します。どれもトレーニングをしている人にとっては重要な働きです。

私たちは最近、精油がこのようなマイオカインの分泌を増やすのではないかという仮説を立てて、マウスの筋肉の培養細胞を使って実験を行いました。

動物の筋肉は電気信号によって収縮したり伸長したりしますが、細胞ひとつひとつも同様に動きます。培養細胞に電気刺激を与えると、筋肉が運動したときと似た状況を作ることができ、細胞からマイオカインが分泌されます。このとき、ラベンダーの精油を添加するとどうなるでしょうか。皮膚から吸収される量を想定して、かなり薄い濃度での添加になりますが、ラベンダーを添加しない細胞と添加した細胞ではマイオカインの中のＩＬ－6という物質の分泌量が大きく増えることが分かりました。ＩＬ－6は筋肥大に関係する物質です。ラベンダー精油を添加したアロママッサージは、リラックスさせる香りの作用や乳酸値の排除に加えて、筋肥大にも効果がある可能性が示されたのです。

紹介したのは培養細胞を使った研究ですが、ヒトに対する研究も進んでいます。このような科学的エビデンスを積み重ねていくことで、アスリートに対してより効果のあるアロマセラピーができるようになるでしょう。マッサージのときに用いる精油も、単に香りが好きだからということで選ぶのではなく、好きな香りの中でも、マイオカインを増やす精油を選ぶと、マッサージによる効果がさらに高まるはずです。

## スポーツアロマができること

図8-2に示すように、スポーツアロマでは、精油成分の鼻からの投与（経鼻《けいび》投与）と皮膚からの投与（経皮投与）を想定しています。「芳香浴」というのは先にも登場しましたが、匂いを嗅ぐことです。アロマディフューザーなどで部屋に香りを満たしたり、マスクにスプレーをするなどして直接香りを嗅いだりします。この場合、基本的には経鼻投与となりますが、香りの粒子の一部は鼻を通り抜けて喉に入り、肺から吸収されることもあります。この場合は経皮投与になります。

マッサージは、マッサージオイルに1～5％の精油を混ぜて行います。精油1滴が約

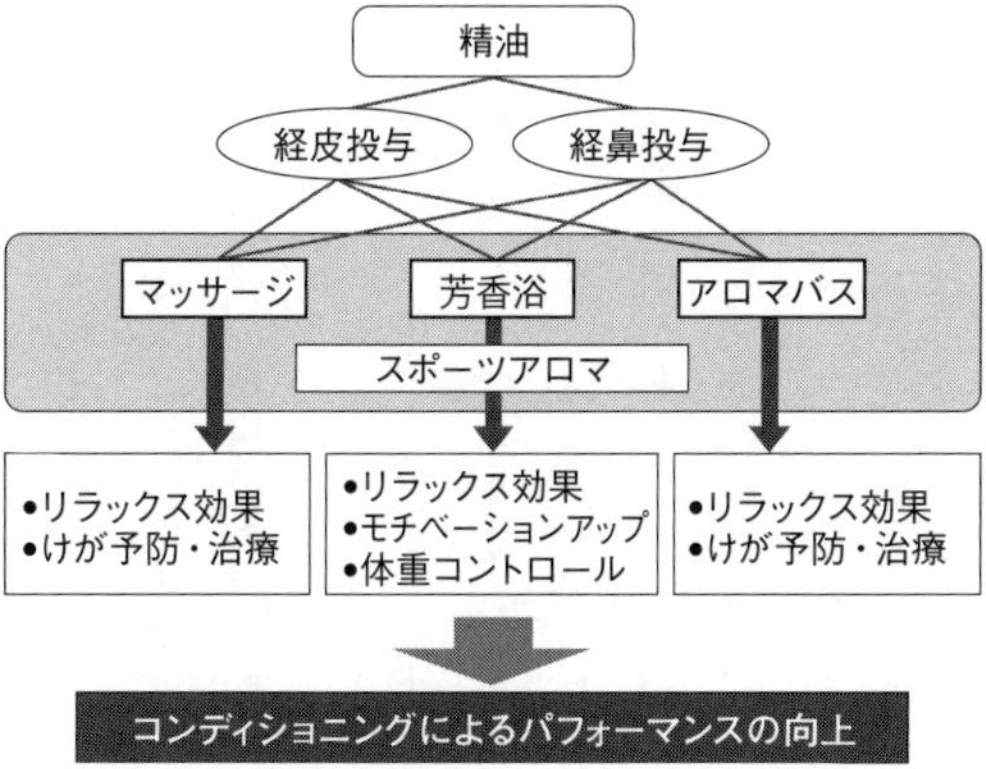


図8–2　スポーツアロマの概念

0・05ミリリットルなので、5ミリリットルのオイルに1滴で1%です。全身のトリートメントに必要なオイルの量は20~30ミリリットルなので、1%で行うときは、4~6滴必要です。アロママッサージは経皮投与がメインになりますが、香り分子も漂いますので、経鼻投与も同時に行われます。

アロマバスは、お風呂の中に精油を入れて入浴する方法です。精油は水には溶けないため、湯と精油が混ざるように、よく混ぜて攪拌《かくはん》する必要があります。とはいえ、いくら混ぜてもお風呂のお湯の量を考えると、皮膚から吸収されるよりは、お湯に温められて揮発した精油成分が鼻に届く経皮投与が主になるでしょう。

今、スポーツの世界では炭酸泉が注目されています。人工的に高濃度の二酸化炭素を溶かした炭酸泉の入浴が、運動後の疲労回復に効果があることが、日本赤十字・北海道看護大学の山本憲志氏と国士舘大学の和田匡史氏らによって示されました。[★5] 私たちは山本・和田氏らと共に、人工炭酸泉浴に精油の効果を加えた場合の効果についても調べています。現在、レモングラス精油と人工炭酸泉の複合作用で、運動後の疲労度が低い傾向が見られ、筋肉痛が起こりにくくなるという結果が見えてきています。

図8-2にあるように、精油の効果を利用すれば、さまざまな面からアスリートをサポートすることができます。また、この図には示していませんが、第七章で紹介した女性の健康に効く香りは、女性アスリートに対して有用です。女性ホルモンをコントロールするピルは副作用があり、人によっては合わないこともあります。また、生理痛や月経前症候群によるメンタルの乱れなど、トレーニングや競技のコンディションに影響を与える症状を薬を使わずにケアしたいときには、香りの力が役に立ちます。

まだまだエビデンスの蓄積が必要ですが、今後の研究によってスポーツアロマの可能性はますます広がっていくことでしょう。この本をきっかけに、スポーツの現場でアロマセラピーの役割を研究する人や、実践するセラピストが増えていくことを願っています。

まとめ

◉風邪を防ぐ香り

ベルガモット

◉筋トレの効果をアップさせる精油

ラベンダー

注

★1 Jaradat NA. et. al, "The effect of inhalation of *Citrus sinensis* flowers and *Mentha spicata* leave essential oils on lung function and exercise performance: a quasi-experimental uncontrolled before-and-after study." *J Int Soc Sports Nutr*, 2016, 13:36.

★2 Tian L, et. al, "Comparative study on relieving exercise-induced fatigue by Inhalation of different citrus essential oils." *Molecules*, 2022; 27(10):3239

★3 池田三紀ほか「精油を用いたマッサージが運動野の身体的疲労の回復と気分の改善に与える影響」『日本アロマセラピー学会誌』2007、6(1)、35-40

★4 Tianlong D, et al., "Effects of different recovery methods on postboxing sparring fatigue substances and stress hormones." *J Exerc Rehabil*, 2019, Apr 26;15(2):258-263

★5 和田匡史ほか「人工炭酸泉入浴が高強度運動後の身体回復を促進する可能性」『国士舘大学理工学部紀要』2021、第14号、159-164

# おわりに

「はじめに」にも触れたように、2012年に『〈香り〉はなぜ脳に効くのか――アロマセラピーと先端医療』という本をNHK出版新書で出版させていただきました。この本の中では、香りを「嗅ぐ」だけで認知症患者の症状の改善や予防に効果のあること、さらに「がん」による疼痛《とうつう》緩和にもアロマの「香り成分」が役立つことなどを記載しました。また同書では、香りが私たちの脳や体内でどのように吸収され作用しているのかという人体のメカニズムから、従来の西洋医学のみでは「治りにくく、さらに予防しにくい疾患」の画期的な代替治療になることまでを提示しています。

出版後、読者の方々からは、「香りの効果の科学的根拠を嗅覚の体内吸収メカニズムから解析し、分かりやすく解説された本」として多くのご好評をいただき、おかげさまで現在19刷まで版を重ねることができました。多くの方に、香りが私たちの心と体に与える影響を科学的見地からお伝えすることができたのは、大変素晴らしいことだと実感しました。

それから10年以上の歳月が経過しました。その間、メディカルアロマセラピーの基礎・臨床研究はさらに発展しており、とくに精油の働きについての科学的根拠を明らかにするための研究が国内外の研究者らによって行われ、多くの科学論文が出版されています。

その一方で、医療が進歩すればするほど、難治性の病気や緩和困難な症状の存在が浮き彫りになってきました。だからこそ今後、アロマセラピー、特に医療を目的としたメディカルアロマセラピーが、こうした疾患や症状に対しての代替補完医療として用いられることが大いに期待されます。実際に看護や介護領域、あるいは災害現場でのアロマセラピーの利活用が世界中で進んでいます。日本でも今後、メディカルアロマセラピーは統合医療の中心的な役割を担い、患者さんの生活の質(QOL)はもちろんのこと、日常生活動作(ADL)の改善や向上につながることが期待されています。

読者の方々もまた、アロマセラピーを含めた代替補完医療の研究が、現代医学や医療の発展にとってプラスになることをすでに実感されているのではないでしょうか。サプリメントや健康食品を服用されている人はかなりの数にのぼると思われます。

私たちの研究室では、植物の持つ大きな力を科学的に証明しようと、この10年近く、日々アロマの研究を進めてきました。私(塩田)のような解剖学を専門家とする者でも「こんなに植物の力が大きく人体に影響を与えるものなのか」という事実に驚きの連続です。ラットやマウスとヒトとの安易な比較はできませんが、脳内の大脳辺縁系は、知的活動以前の動物の行動決定、つまり「生きるための本能」に大きく関与する部位です。

将来的に「植物の持つ香り」が脳に及ぼす作用はヒトへのさらなる応用が期待でき、現代人の抱える心の問題の解決にも大きな役割を果たすと考えています。現代の西洋医療がX線、CT、MRI、PETなどの導入によって、画像で診断できるようになったり、生化学的数値による生体機能の指標が作れるようになったり、難治性疾患の原因物質を解明できるようになったりと、「目に見える」ようになったことで進歩したのと同じことが、アロマセラピーの世界でも起こっているからです。香りが脳に与える影響が、画像でリアルタイムに判断できるようになってきたのです。

さらに精油の吸引のみならず、皮膚への塗布によっても身体への影響は大きく作用することが分かってきました。ヒトにおけるアロマの臨床応用研究はまだ始まったばかりです。その壁は厚いですが、これから加速度的に研究が進み、臨床応用に結びついていく手応えを感じています。日本はアロマセラピーの基礎研究と臨床研究において世界最先端レベルの研究をしており、今後臨床研究と基礎研究がうまく協調していけば、さらに医療分野でも世界の最前線を走っていけると感じています。

また、本書でもお伝えした通り、最近では香りや精油の効果が医療現場の患者さんのみならず、患者さんとはある意味全く対照的なアスリートの方々にも認知され、「スポーツアロマ」と称し、パフォーマンスの向上やトレーニング後の疲労回復のためのコンディショニングとして応用される時代になってきました。このスポーツアロマは、健康に寄与する多くの作用が期待される「運動」と「香りや精油」の組み合わせによるものであるため、その相乗効果が人々のヘルスケアに多大な効果的をもたらすと予想されることは言うまでもありません。アロマセラピーの歴史の中でも、スポーツアロマはまだエビデンスの浅い分野ではありますが、私たちの研究グループはこうした研究にも着手し、同じように手応えを感じています。今後も読者の皆さまに、さまざまなスポーツアロマの研究成果を発信していきたいと考えています。

本書は、過去10年以上にわたり「植物の持つ香りの力」、すなわちアロマの基礎・臨床研究を行ってきた私たちの研究成果を中心にまとめたものです。私たちの知見が、日本においてアロマセラピーが真の学問として成り立つための一助となり、同時に、この本が広く世の中の人々に受け入れられていくことを祈っております。

本書の執筆は、次の方々の協力なしには実現できませんでした。まず、医療界の中で閉じられたままになりがちの研究について、一般の方々に分かりやすく植物の持つ力についいて構成いただいた、素晴らしい科学的知識を持ち合わせたサイエンスライターである寒竹泉美さん、そして貴重な執筆の機会をいただき、本書の作成のために多くの労力を割いていただいたNHK出版の担当編集者である田中遼さんに深く感謝いたします。また、実験研究データの作成やまとめを行っていただいた星薬科大学運動科学研究室の方々にも厚く御礼申し上げます。

2024年1月末日

塩田 清二、竹ノ谷 文子

巻末付録

# 本書で紹介した主な植物

## イランイラン

バンレイシ科の常緑高木。インドや東南アジアに分布し、高さは大きなものだと30メートルを超える。大きな黄色の花は強い芳香を放ち、各地で香料として利用されてきた。第四章で紹介したココ・シャネルのN°5をはじめとして、さまざまな香水にも用いられる。名はタガログ語で「花の中の花」を意味するilang-ilangに由来。香りには鎮静作用がある。

## カモミール

キク科の越年草。和名はカミツレ。ドイツでは「母なる薬草」と呼ばれるほど代表的なハーブ。高さは0・5～0・8メートルほどでキクに似た白い花を咲かせ、全草に芳香がある。薬用で発汗解熱剤として内服されるほか、リキュールなどの香りづけにも使われたり、花を乾燥させたものがハーブティーとして愛飲されている。精油は月経困難症などの疾患に効果がある。

**クラリセージ**

シソ科の多年草（または二年草）。高さ1メートル超まで成長する。全草に精油成分を含み、芳香がある。葉を乾かして香料とするほかに、その消炎作用からハッカ同様に薬用としても用いられた。鋸歯《きょし》のある大きな葉は観賞用としても愛され、調味料やジャムなどの香りづけにも利用される。香りは抗ストレス、鎮静作用、生理痛など女性ホルモンに由来する症状の改善などに効果がある。

**グレープフルーツ**

ミカン科の常緑高木。ブドウのように一枝に多数の実がつくことからこの名があるといわれる。18世紀に西インド諸島のバルバドス島で発見され、19世紀後半に種子がアメリカのフロリダ州に持ち込まれて経済栽培が盛んになった。他の柑橘類と比較して糖質が少ないのも特徴。香りは脳機能の活性化（意欲や集中力の向上）や食欲の抑制などに効果がある。

**コリアンダー**

セリ科の一、二年草。非常に古くから利用されており、紀元前1550年頃の古代エジプトの医学文書に薬用について記載があるほか、プリニウスの『博物誌』にも登場する。日本へは10世紀以前に中国から渡来し、江戸時代にはポルトガル人からも渡来した。現在ではエスニック料理の普及により、タイ語名のパクチー、中国語名のシャンツァイ（香菜）の名でもよく知られる。香りには鎮静作用などがある。

## ジンジャー（ショウガ）

ショウガ科の多年草。世界中で重宝される代表的な香辛野菜のひとつ。起源は古く、東アジア温暖域で栽培されており、ヨーロッパでも1世紀頃から薬用で利用され、その後香辛料として普及した。漢方ではジンジャーの新鮮な根茎を生姜《しょうきょう》と言い、発汗剤・健胃薬などとする。体を温めて消化を助ける力を持つほか、殺菌作用も知られる。香りは食欲増進に効果がある。

---

## ゼラニウム

フウロソウ科の多年草。園芸種としても多くの品種がある。葉面に馬蹄《ばてい》形の褐色の斑紋があり、その葉から抽出される精油にはバラに似た香りがある。南アフリカが原産とされ、ヨーロッパには17世紀にもたらされてさまざまに品種改良がなされた。日本では幕末に渡来し、すぐさまその葉変わり種が数百種も作られるほど流行した。香りは更年期の女性ホルモンのバランス調整や抑うつ症状の改善に効果がある。

## ティートリー

フトモモ科の常緑高木。オーストラリア原産で、高さ8メートルほどまで成長する。精油がとれる葉には殺菌力や抗感染力があり、オーストラリアの先住民族であるアボリジニが、葉をつぶしてケガの治療など万能薬として愛用していた。丈夫で温暖な地域では育てやすく、庭木としても人気が高い。香りには抗菌・抗ウイルス作用がある。

**ヒノキ**

ヒノキ科の常緑高木。高さ30〜40メートルほどになる。一説には「火の木」を名の由来に持つとされ、古代には火おこし用に使われていた。古くから最高品質の建材として活用されており、現在でも木材として最もよく栽培される種のひとつ。精油にはヒノキチオールが含まれ、香料にされるほか、皮膚病、口内炎などにも外用される。

**ペパーミント**

シソ科の多年草。和名はセイヨウハッカ、コショウハッカ。『新約聖書』の中でも香辛料として記されており、古代エジプトやローマでも利用されていた。日本で生産されるニホンハッカよりも香りがよく辛みが少ないのが特徴で、洋菓子のスパイスやエッセンス、歯磨き粉や化粧品の香りとして私たちの生活に深く根ざしている。薬用としては消化不良や緊張性頭痛などに用いられる。香りには疲労回復、食欲増進作用がある。

**ベルガモット**

ミカン科の、高さ4メートルほどの常緑低木。果皮を圧搾して抽出するベルガモット油は、オーデコロンの原料や石鹼の香料にも使われるほか、食品のフレーバー素材としても利用されている。アールグレイはベルガモットで着香した紅茶として広く愛飲されている。香りには抗ストレス、入眠促進作用、鎮静作用などがある。

**マジョラム**

シソ科の多年草。地中海沿岸の原産。後を引くクセのある香りは肉やチーズと相性がよく、イタリア料理でよく用いられる。古代ギリシャ、ローマでは「幸福」のシンボルとされ、新婚夫婦の冠に使われていた。またヨーロッパでは古くから抽出成分が民間薬として、気管支の症状や緊張性頭痛、消化不良、筋肉痛や関節痛など、内用・外用問わず使われていた。

**ラベンダー**

地中海沿岸からアルプス地方が原産の、シソ科の多年草。多くの品種（系統群）があり、草全体から香りを放つため「香りの女王」とも呼ばれる。古代よりその芳香油は重宝され、一説には古代ローマ人が入浴時に浴槽に入れてその香りを楽しんだことから、その名はラテン語で「洗う」を意味するlavareに由来するといわれる。香りには抗ストレス、鎮静作用、食欲増進、生理痛など女性ホルモンに由来する症状の改善などに幅広く効果がある。

**レモングラス**

香料植物として熱帯地方の湿地で栽培されるイネ科の多年草。葉にシトラールという成分を多く含むことからレモンのような香りがあり、エスニック料理に多用されるハーブの代表として広く知られている。中国では「香茅」と呼ばれ、頭痛、喉の痛みなどの治療に用いられてきた。その香りは脳機能の活性化(意欲や集中力の向上)、抗ウイルスなどに効果がある。

**ローズウッド**

日本では「紫檀《したん》」と呼ばれるマメ科の常緑高木。木は堅く黒紅紫色を帯び、木目が美しいことから、昔から建築や家具材などに用いられてきた。ピアノ材としても珍重されている。材にほのかにバラに似た香りがあることから、この名で呼ばれるようになった。香りには鎮静作用がある。

**ローズマリー**

シソ科の常緑低木。ヨーロッパでは古来、羊肉の料理に欠かせないハーブとして重宝されてきた。また古代ギリシャの頃から記憶や思い出の象徴とされ、学生がこの枝葉でつくった花冠をかぶって学んだと伝えられる。薬用としては葉の浸出液が強壮剤などに処方されたり、リウマチや外傷に外用されたりするなど、薬草としても栽培されてきた。香りは脳機能の活性化（集中力や記憶力の向上）、抗ウイルスなどに効果がある。

塩田清二 しおだ・せいじ
湘南医療大学薬学部教授。昭和大学医学部にて医学博士号取得。米国チューレン大学客員教授、哈爾濱医科大学客員教授、昭和大学医学部教授、星薬科大学教授などを経て現職に至る。専門は神経ペプチドを中心とした神経科学。日本アロマセラピー学会終身名誉理事長。著書に『〈香り〉はなぜ脳に効くのか――アロマセラピーと先端医療』(NHK出版新書)、『薬学生のための解剖生理学』(アドスリー)などがある。

竹ノ谷文子 たけのや・ふみこ
星薬科大学基礎教養研究領域准教授。専門は運動生理学、スポーツアロマセラピー。日本アロマセラピー学会副理事長。塩田氏との共著に『スポーツアナトミー――人体解剖生理学』(丸善出版)などがある。

NHK出版新書 716

「植物の香り」のサイエンス
なぜ心と体が整うのか

2024年3月10日　第1刷発行

著者 塩田清二 竹ノ谷文子 
発行者 松本浩司
発行所 NHK出版
〒150-0042 東京都渋谷区宇田川町10-3
電話 (0570) 009-321(問い合わせ) (0570) 000-321(注文)
https://www.nhk-book.co.jp (ホームページ)
ブックデザイン albireo
印刷 新藤慶昌堂・近代美術
製本 藤田製本


Printed in Japan ISBN978-4-14-088716-5 C0247

NHK出版新書好評既刊

大人のための「中学受験算数」
問題解決力を最速で身につける
永野裕之
中学入試の算数は、数学的発想が磨かれる良問の宝庫だ。難関中の入試問題を解くことで未知なる課題を解決する力を養える画期的な一冊。
701

徹底解説
エネルギー危機と原発回帰
水野倫之
山崎淑行
原発回帰の課題から再生可能エネルギーの現状まで、NHK解説委員・デスクが日本のエネルギー問題を徹底解説。池上彰氏との特別鼎談も収載!
702

昭和ブギウギ
笠置シヅ子と服部良一のリズム音曲
輪島裕介
大衆音楽史研究の第一人者が楽譜草稿などの貴重資料を渉猟し、「ブギの女王」と「スウィングの申し子」コンビが近代の芸能に遺した業績を書き尽くす。
703

絶滅する「墓」
日本の知られざる弔い
鵜飼秀徳
土葬、風葬から男女別葬、骨仏、肉体と魂を分けて埋葬する両墓制まで。全国各地を取材した著者が、滅びゆく日本の葬送文化を明かす。
704

生成AIの核心
「新しい知」といかに向き合うか
西田宗千佳
社会現象となった生成AIは、我々の生活、働き方をどう変えるのか。リスクや限界も押さえつつ、人間とのベストな協業体制、活かし方を考える。
705

新幹線全史
「政治」と「地形」で解き明かす
竹内正浩
なぜ新駅や路線はその場所につくられたのか。誕生から拡大期を経て、リニア中央新幹線まで。新幹線の歴史を路線ごとに書き尽くす決定版。
706

NHK出版新書好評既刊

平安貴族とは何か
三つの日記で読む実像
倉本一宏
周到かつ合理的に立ち回り、腐心しながら朝廷を支えた平安貴族の本当の姿を、『御堂関白記』『権記』『小右記』の三つの古記録から明かす。
707

キリスト教の本質
「不在の神」はいかにして生まれたか
加藤 隆
キリスト教の実態とは「神なし領域の宗教ビジネス」である。ストラスブール大卒の神学者が、自らの研究の集大成として世に放つ、類書皆無の宗教論！
708

希望の分子生物学
私たちの「生命観」を書き換える
黒田裕樹
分子生物学が導く驚きの未来像をわかりやすく、豊富なたとえを駆使して解説。生命や健康、生物学的な〈わたし〉という存在への認識が改まる！
709

運は遺伝する
行動遺伝学が教える「成功法則」
橘 玲
安藤寿康
知性、能力、性格、そして運まで。私たちは残酷な世界の真実にどう向き合うべきか？ 人気作家と行動遺伝学の第一人者が徹底的に論じる決定版。
710

「源氏物語」の時代を生きた女性たち
服藤早苗
身分ある女性から庶民の女性にまで光を当て、彼女たちの結婚・出産・仕事・教養・老後などを史料に基づいて解説。平安時代の実像に迫る快作。
711

マルクス・ガブリエル
日本社会への問い
欲望の時代を哲学するIII
丸山俊一
＋NHK「欲望の時代の哲学」制作班
哲学者の眼に「九〇年代で足踏みしている」と映る日本人は今、何を目指せばいいのか。日本の特質を生かして「より良き社会」を作る道が見えてくる！
712